紅蔘の研究と
戦後メディアの欺瞞

阪中雅広【著】

展転社

はじめに――NPO法人薬効解析研究会発足ならびに教授退任にあたって

私は、教授就任から退任までの二十八年間、公的機関や支援者より人的物的資源が供与されることを望んで生きてきた。そのおかげをもって、ようやく退任前になって教授としてのアイデンティティを確立し、平成二十八年（二〇一六）十一月のNPO法人設立により次の目標が定まったという安堵感を味わっている。教授在任中の私といえば、好きなことはやるが気の向かないことはやらず、つまらないと感じた学会にも出席しないという誠に勝手な存在であった。その結果、私にとって興味のある研究だけを採算性も視野に入れながら実施し、意に沿わぬ研究テーマにはたとえ予算獲得のチャンスがあろうとも見向きもしないという意固地な教授になってしまったのである。

この意固地が効を奏してか、教授就任当初は赤字続きで自転車操業を余儀なくされてきた研究室の財政が退任前には黒字化し、私の心身もずいぶん軽くなった。おそらく、研究者としての積極性も志もかなぐり捨てたように見える教授を頼るに足らない存在として教室員は眺めていたであろうが、私自身は日本の劣悪な研究環境と冷遇される研究者の増加を実感したからこそ少し冷徹に事の成り行きを見守っているだけであると自負している。実はNPO法人設立も劣悪な研究環境と公的資金から自分自身を開放し、自由な研究活動を満喫するために思い立ったのである。加えてNPO法人活動を通して次の世代に私の研究マインドや志を伝えたいと考えている。還暦を過ぎてこのような意欲が沸いてきた背景には労働こそ美徳なりという両親の遺訓があることは言うまでもない。

本書では、二十八年間の教授在任中に私自身が唯一興味を抱いた〝紅蔘研究〟について紹介するとともに、日本の医学・医療・研究・教育制度ならびに大手メディアが崩壊し日本人が私を含めて劣化しつつあることを一研究者の視点から述べたい。なまじ〝紅蔘〟に出合ったばかりに、いらざる苦労をしたという後悔の念もないわけではないが、やはり紅蔘研究はおもしろい。

とかく研究関連本というと、堅苦しい論文と学術用語がちりばめられ一般素人向けには不適当と思われがちだが、今回は日々の研究に忙しい教室員を煩わすようなことは極力避けて、私自身が独自の案文を作成し、秘書平岡かおりと私共の長女幸絵の力を借りながら平易な学術表現を心がけて本書を発行することにしたので、本書には患者やその家族・学生諸氏のみならず一般人が読んでも興味を引く部分があると期待している。特に本書の〝歴史とメディア〟の項では、安濃豊氏の著書二冊(『大東亜戦争の開戦目的は植民地解放だった』『絶滅危惧種だった大韓帝国』、いずれも展転社)を引用しながら、私の諸外国旅行体験談を交えて大東亜戦争の意義や戦前戦中の古き良き日本につき読者とともに考えてみたい。私の父は、生前先の大戦のことをGHQの意に反して大東亜戦争と呼び続け教育勅語を諳《そら》んじながら決して負けたとは言わなかった筋金入りの大日本帝国陸軍兵士であった。本書が、先の大戦のことをまったく理解せず医学研究に没頭してきた不肖の息子から亡父への詫び状にもなれば望外の幸いである。

紅蔘研究を四半世紀続けた結果、天然物を求めて韓国、台湾、ベトナム、インドネシア、タイ、イギリス、フランス、ドイツ、マレーシア、シンガポール、中国、沖縄を訪問する機会に恵まれ、現地での体験から大東亜戦争の真実に思いいたり、還暦を過ぎた頃にようやく戦後の世界が見えてきた愚か者であるが、私は今この国に生まれたことを誇りに思い、菊の御紋を表紙にあしらった旅券を持てることを至上の喜びとし、ひたすら英霊に感謝している。これをもって、私の教授人生の区切りとし、今後ＮＰＯ法人活動と地域医療に心の趣くままに専念し、折に触れてメディアの欺瞞報道を見抜くことができれば、これに優る喜びはあるまい。

ここだけの話であるが、カバー折り返しの私の写真は、エリスロポエチン研究の将来性が評価されて平成十年に日本医師会より助成金を授与された際の記念写真を借用させていただいたものである。そのため、少し不細工だが氏名を記入したリボンが同時に写っている。記念写真撮影の際に着用していたスーツは教授就任時に今は亡き両親から祝いの印として贈られたものであり、ネクタイは中学生以来の友人である弁護士の三木孝彦君から譲り受けたものである。いただきものでやりくりをしながら採算を度外視した自転車操業的研究に没頭していた頃の不思議な緊張感が伝わってくる写真なので、本書掲載に相応しいと私なりに思い込んでいる。

平成三十一年三月

阪中雅広

目次

紅蔘の研究と戦後メディアの欺瞞

第一部　紅蔘研究

第二部　戦後メディア

カバーデザイン　クリエイティブ・コンセプト（江森恵子）

第一部　紅蔘研究

（ア）紅蔘研究と歴史観について

高麗人蔘を蒸熟して天日乾燥させた紅蔘（コウジンもしくはコウサンと読む）のことをご存じかと尋ねると、ほとんどの人は耳にしたことがあると答えると思うが、そのイメージは人によってずいぶん異なることは想像に難くない。値段ばかり高くて効果が不確かな民間薬、正倉院にも安置されている歴史的高貴薬、漢方処方に用いられる生薬、何にでも効くとされる万能薬、といったところが一般に抱かれているステレオタイプのイメージだろうか。

私が、平成四年頃にふとしたきっかけで高麗人蔘（特に紅蔘）の研究を開始した頃には、「どうせ高麗人蔘なんかは民間薬の域を出ない眉唾物で、脳梗塞のような重篤な脳の病気に効くはずがない。まあ、脳梗塞に関する研究経費を配分するというのなら、この際脳の病気に効かないことを科学的に証明してこのばかばかしい民間薬に終止符を打ってやろう」という自負がふつふつと心の底に沸き上がるのを抑えられなかった。西洋医学の信奉者であり、教授に就任して日も浅い脳科学研究者がなぜよりによってこのような陳腐な研究テーマに大切な時間と頭脳と人手を割かねばならないのかという思いが何度も私の脳裏をかすめたのは事実である。

案の定、紅蔘や紅蔘成分ジンセノサイドＲｂ１の研究を始めて五、六年の間は、泣かず飛ばずの実験データしか得られず、「それみろ。やはり当初予想した通り紅蔘なんぞは、私の主たる研究テーマであるエリスロポエチン（貧血治療薬）などの脳の成長因子／サイトカインに比べれば（参考文献1、3、4、5、6、7、8、16）、魅力がない」という結論にいたろうとしていた。

状況が一変したのは平成十年から平成十二年にかけてである。偶然、少量のジンセノサイドRb1（紅蔘の主成分）を実験動物の静脈内に投与したときに、後肢が麻痺した急性期脊髄損傷動物が立ち上がり、脳梗塞動物の病巣が三分の一に縮小して認知症に相当する場所学習障害が改善し、傷を受けた皮膚までもが再生して創傷治癒が促進するという、まるでブラックジャックという漫画を見ているような光景を目の当たりにしたのである。普段は研究室のスタッフが提示する実験データを信頼していた私も、このときばかりはさすがに疑わざるを得なくなり、実際には、疾患モデル動物を変更したり実験を担当する研究者を変えてみたりもしたが、実験結果は極めて再現性の良いものであった。それでも、私はジンセノサイドRb1が本当に卓越した作用を発揮するのであれば、その化学的誘導体であるジヒドロジンセノサイドRb1も同様の作用を示すはずであると考え、ジヒドロジンセノサイドRb1についても実験を実施し、やはりジンセノサイドRb1と変わらぬ効果が確認されたのである（参考文献2、9、10、11、17、24、25、26）。

参考までに、ジンセノサイドRb1とジヒドロジンセノサイドRb1の化学構造を図1に示す。実は、これにも飽き足らず、私はジンセノサイドRb1を含有する軟膏を作り、自分自身の皮膚の傷にも塗るということも試みたのであるが、これについては後で述べる。

では、ジンセノサイドRb1を含有する高麗人蔘が脳や脊髄などの神経組織の病気に効くという記載が古文献にあるのだろうか。せめてそのような古文献でもあれば、私共の研究データの信頼度がさらに高まるはずである。確かに、およそ二千年前の神農本草経という古文献に「人蔘は五臓を補い、精神を安んじ、魂魄を定め、驚魄悸を止め、邪気を除き、目を明らかにし、心を開き、知を益し、久しく服すると身を軽くし、年を延べる」という記載があるので、おそらく人蔘（高麗人蔘）は東洋医学発祥の頃より、多くの人に服用された経験に基づいて、脳や神経の病気に効果があると考えられてきたのであろう。この推測は、人が二千年もの長きにわたって連綿と高麗人蔘を服用し続けてきたという事実により強く支持されていると私には今さらながら思えてならないのである。

あえて私見を述べるとすれば、「現代科学・医学・薬学の英知を結集して創られたいかなる新薬といえども、今後二千年もの長きにわたって人に愛用されるものはほとんどないであろうが、こと高麗人蔘や紅蔘に関しては、人類と北緯三十八度線近傍の高麗人蔘栽培環境が存続する限り、過去の二千年間と同様にこれからの二千年間も変わらず人に服用されるだろう」と考えられる。まさに、北朝鮮と韓国の間に横たわる北緯三十八度線、俗にいう休戦ラインは単に国際平和維持という視点のみならず、良質の高麗人蔘の栽培・生産を通して人の健康長寿を担保するという観点からも、人類の存続にとって重要な戦略拠点なのである。

私は、紅蔘とその成分であるジンセノサイドRb1等に関する研究成果をこれまで研究者向けの英語論文という形で公表することを心掛けてきたが（参考文献2、9、10、11、12、13、14、15、17）、紅蔘が

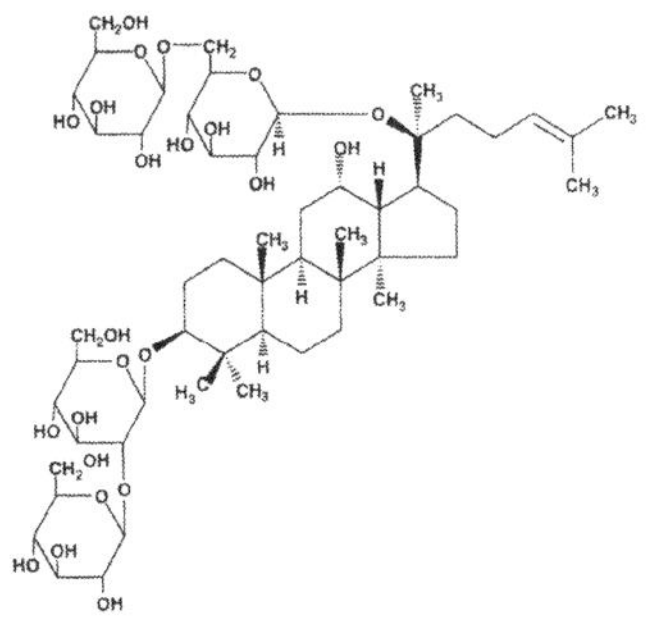
ジンセノサイドRb1

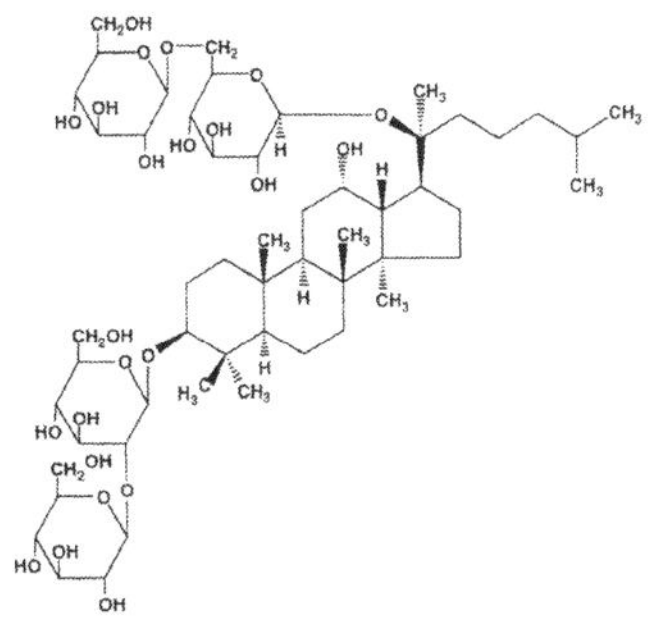
ジヒドロジンセノサイドRb1

図１
ジンセノサイドＲｂ１とジヒドロジンセノサイドＲｂ１の化学構造

子々孫々にいたるまで人類に服用されるであろうことを勘案したとき、紅蔘とその有効成分の効果・効能をできるだけ平易な言葉（すなわち日本語）で次の世代に伝える努力をするのも研究者の使命であると思いいたり、本書の執筆を決意した次第である。

本書では、紅蔘と脊髄損傷・脳卒中・創傷・皮膚の光老化・移植用ヒト皮膚細胞の凍結保存・冷え症・血色不良・不眠症・風邪・食欲不振・便秘症・肉体疲労・癌などにまつわる話を、厳しい医療現場と大手メディア報道の問題点を交えながら記述し、紅蔘とその成分ジンセノサイドＲｂ１などがこれまでの西洋医学由来の分子標的薬（特定の生体内部品に作用する薬物）とはまったく異なり、生命体やその構成細胞をあたかも包み込むような作用を有することを紹介したい。前記の疾病や不定愁訴に苦しむ患者と家族ならびに医師・看護師・薬剤師・医療系学生諸氏を含めた一般人にとって、本書が「地に足をつけた医学・医療の在り方」や「歴史と技術の伝承」のみならず「メディアリテラシー」につき考える一助となり、さらには「紅蔘がなぜ万能薬と呼ばれるのか」という疑問を解く手掛かりにもなれば幸いである。

社会保険・医療介護・教育研究・外交安全保障・経済などを含むあらゆる分野において、大した疑問も抱かずに大手メディア報道に誘導されるままに一方向に流れて行く日本人の習性が制度崩壊や国際紛争を招来し生命をも危うくすることを、私は紅蔘研究を通して学習したので、読者にもこの体験を共有していただきたいと切望している。それが、国や地方自治体をあてにせず自分自身で生きて行く術を身につける第一歩となるはずである。

このような公の流れを否定するとも誤解されかねない意見を、国立大学法人に所属していた教授職経験者が発すると、それだけで内外から袋叩きにあいそうな怪しい雰囲気が日本社会には潜在しているが、本書を読み終えた時に、「大手メディアを賑わしている人工多能性幹細胞（iPS細胞）による再生移植医療なども自然の摂理に反する筋の悪い医療技術かもしれない」という直感が働き研究の世界や戦後の世界を肌で感じることができれば、読者は五感でもって身を守る術を一つ習得したと言える。

なお、本書では話の筋目を通すため止むなく一部専門用語を用いて私共の研究成果を紹介しているが、そのような専門用語がわからなければ研究成果の概略を示す模式図だけを見て頂いてその部分を読み飛ばして頂ければ結構である。ただし、読者が自分自身の健康と命を守るために最低限の医学知識が必要であるということだけは理解されたい。

さて、本書の目次を眺めた読者は、紅蔘研究、科学研究、地球温暖化問題、経済、歴史（先の大戦）

とメディアが、どうして関連づけられるのか訝るかも知れないが、これらのテーマに通底する必要不可欠の理念が実は確固たる歴史観なのである。歴史観が欠落した学術研究報道、地球温暖化報道、経済報道、ならびに歴史的事実歪曲が、いかに国家の屋台骨を揺るがすかということを私は痛切に感じたので、今こそ二千六百年以上続いた世界最古の国家日本を次の世代に引き継ぐべく立ち上がるときであるという思いを込めて、本書を世に出す次第である。一つの領域例えば紅蔘研究だけでも歴史観を持って見極めることができれば、その他の領域についても少しのヒントがあれば過去現在未来と広いスパンで見通すことが可能になるということを本書で述べたい。

本書のメインテーマは歴史観に尽きる。

（イ）紅蔘成分ジンセノサイドRｂ1は後肢対麻痺をきたした急性期脊髄損傷動物を起立せしめる
——救いのない慢性期脊髄損傷患者

脊髄は、上から頚髄、胸髄、腰髄、仙髄に分けられるが、実験動物に人工的に脊髄損傷を作るときは、大学の動物実験指針ならびに動物愛護の主旨に則り、我々は損傷による麻痺が両下肢に限局する下位胸髄の圧迫モデルを採用している。ちなみにヒトの脊髄損傷では麻痺が両上肢・両下肢に起こる頚髄の損傷がおよそ四分の三を占めることに留意されたい。

下位胸髄を圧迫された急性期脊髄損傷動物は両後肢の麻痺（これを対麻痺という）をきたし、両足底が上を向いた状態で立ち上がれなくなる（図2左側）。改めて言うまでもなく、ヒトも動物も足底が下を向いて地面に接していなければ立つことも歩くこともできない。私共の研究室ではこのような急性期脊髄損傷動物に紅蔘成分ジンセノサイドRｂ1もしくはその化学的誘導体ジヒドロジンセノサイドRｂ1を静脈内投与して効果をしらべている（参考文献11、17）。本書では、化学的誘導体ジヒドロジンセノサイドRｂ1を用いた場合の効果について紹介する。

脊髄損傷を起こした動物の静脈内に、下位胸髄を圧迫してから一時間以内にジヒドロジンセノサイ

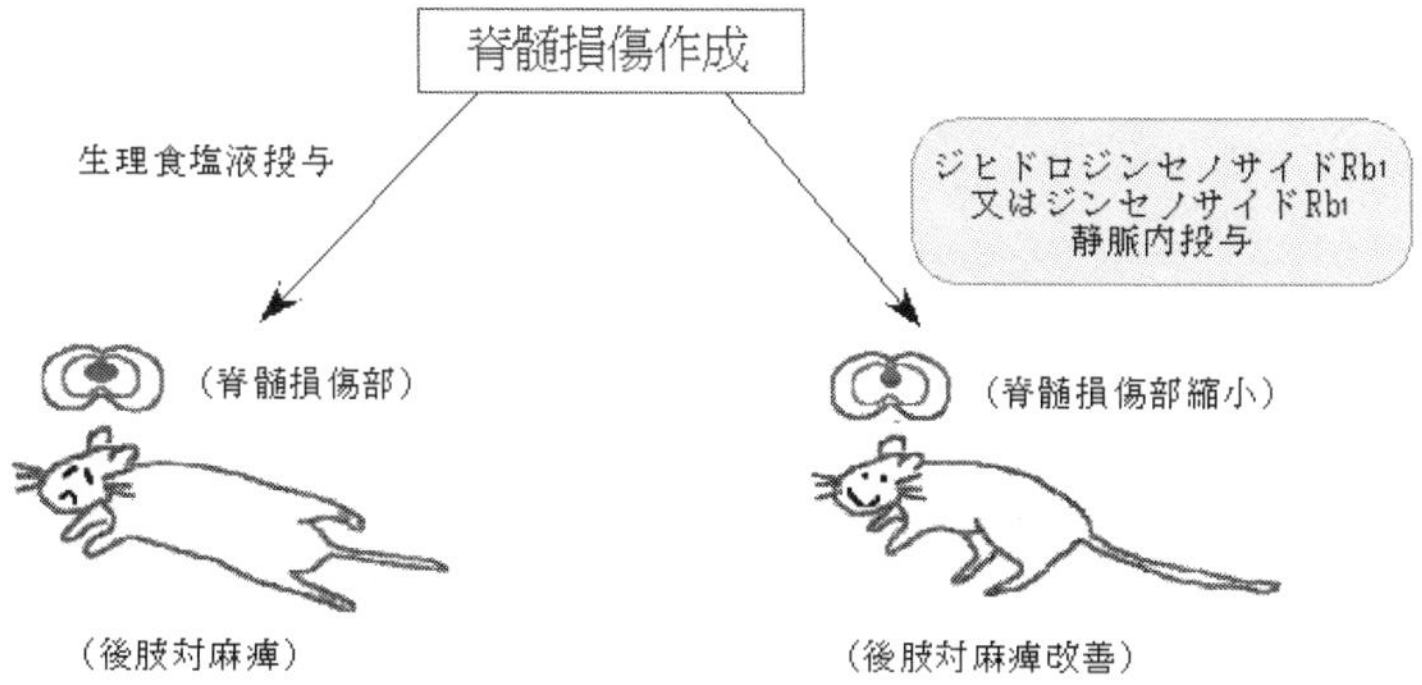

図２
脊髄損傷動物に対するジヒドロジンセノサイドＲｂ１またはジンセノサイドＲｂ１の効果

ドＲｂ１を持続投与すると、図2右側のごとく同動物はその後一週間以内に両足底が地面に向くようになり、つかまり立ちが可能となる。紅蔘成分ジンセノサイドＲｂ１をこのような急性期脊髄損傷動物の静脈内に持続投与した場合でも同様の効果がみられるが、もし、下位胸髄を圧迫してから二時間を経過したのちに、たとえば紅蔘成分ジンセノサイドＲｂ１を静脈内投与すると、その効果は下位胸髄を圧迫してから一時間以内に投与した場合と比べると著しく劣り、急性期脊髄損傷動物がつかまり立ちができるようになるまでにより長い時間を必要とするようになる。すなわち、急性期脊髄損傷動物にジンセノサイドＲｂ１もしくはジヒドロジンセノサイドＲｂ１を静脈内投与するときは、損傷発症後2時間以内が好ましく、それよりも遅いタイミングでこれらの化合物を静脈内投与しても、おそらく優れた治療効果は望めないということになる。

　このことをヒトの脊髄損傷におきかえて考えてみると、交通事故やスポーツ外傷などにより脊髄損傷が生じた場合でも、速やかに同患者を病院に搬送し、脊髄損傷発症後二時間以内に薬物投与などの然るべき処置を実施しなければ、その後の顕著な回復を期待できないということになる。目下の所、急性期脊髄損傷患者のための静脈内投与薬としてメチルプレドニゾロンのみが認可されているが、最近その効果を疑問視する論文も散見され、我々の脊髄損傷動物モデルを用いた基礎研究でも、メチルプレドニゾロンは残念ながら明らかな脊髄損傷治療効果を示さない。したがって、急性期脊髄損傷の特効薬がほとんどない今日の状況下では、紅蔘成分ジンセノサイドＲｂ１又はその化学的誘導体であるジヒドロジンセノサイドＲｂ１は有力な急性期脊髄損傷治療薬の候補物質になりうると考えられる。

これまで述べてきたように、脊髄損傷の治療という観点からすれば、急性期の二時間が治療のためのゴールデンタイムであり、この時期に適切な医療が施されるか否かが患者の命運を決すると言っても過言ではない。しかし、この二時間という短い時間から、脊髄損傷患者を事故現場から病院に搬送する時間や必要最小限の検査をする時間を差し引くと、おそらく実際に治療に費やすことのできる時間はほとんどなく、せいぜい著効を示すことが期待される薬物を静脈内へ速やかに投与（注射）するのが関の山である。しかるに、このような静脈内投与薬が医療の現場に存在しない。その結果、脊髄損傷患者とその家族はその後慢性期に塗炭の苦しみを嘗めるのである。

脊髄損傷の四分の三を占める頚髄の損傷をまず始めに例にとって、この苦しみの一端を読者に紹介する。脊髄は上から、頚髄、胸髄、腰髄、仙髄に大別されるが、もし上位にある頚髄が交通事故やスポーツ外傷などにより完全に麻痺すると、それより下にある胸髄、腰髄、仙髄もいわゆる指揮命令系統の欠落によりほとんど働かなくなるので、両上肢や両下肢が動かなくなるばかりでなく多くの場合自力での排尿や排便も困難となり、肋間筋も動かなくなることから呼吸運動も著しく障害される。さらに不幸にして頚髄の八つの分節のうち上半分が完全に麻痺してしまうと、胸腔と腹腔を境する横隔膜も動かなくなるので、呼吸運動がまったくできない状態に陥り、そのような患者は人工呼吸器を装着しなければ生きられなくなる。しかし、頚髄を損傷した患者の意識は清明であり、知的障害も通常はみられない。世の中にこれほどの苦しみはあろうか。

では、交通事故やスポーツ外傷などにより胸髄の下部もしくは腰髄を完全に麻痺した患者は軽症かと言うと決してそうではない。上半身の機能は維持されるものの、下半身の運動機能や感覚機能は低下し、自力での排便・排尿も不能になることが多い。したがってこのような慢性期脊髄損傷患者は、一生涯車いすでの生活を余儀なくされ、下肢に熱傷・切創・打撲などの負傷を受けてもそれを認識する事が出来ないにもかかわらず、麻痺した下半身から生ずる異常感覚に日夜悩まされるのである。

慢性期の脊髄損傷患者をさらに苦しめるのが、四肢の運動障害や排便・排尿困難に帰因するいわゆる廃用症候群である。廃用症候群の中には、筋萎縮・関節拘縮、尿路感染症、骨粗鬆症、肺炎、褥瘡《じょくそう》（いわゆる床擦れ）などが含まれ、これらが慢性期脊髄損傷患者の生命を脅かすのみならず、同患者の介護・看護・リハビリテーションにも支障をきたすことになる。この廃用症候群で苦しんだ脊髄損傷患者の一人がスーパーマンという映画で一世を風靡した米国俳優クリストファー・リーブであり、彼が晩年褥瘡を患っていたことはよく知られており、そのために脊髄損傷患者を救済するという夢半ばに倒れたと言える。

慢性期脊髄損傷患者は我国に十万人程度おられると推測されているが、同患者一人あたりに要する介護・看護・医療・障害年金等の経費は少なく見積もっても月額十万円程度にはなるであろうから、慢性期脊髄損傷患者全体のために費やされる公的資金は年間十万円×十二ヶ月×十万人＝千二百億円以上と試算される。しかも、脊髄損傷患者の多くは二十歳代からから四十歳代の男性すなわち一家の担い手であった人々なので、脊髄損傷患者をある日突然受け入れる運命に見舞われた家族の経済的・肉体的・社会的負担は筆舌に尽くし難いものがあり、何よりも一家を支えるべく努力を重ねてきた御本人がある日突然脊髄損傷と告知され家族に援助される立場に変わるわけであるから、その心痛はいかばかりであろうか。

一方、急性期脊髄損傷患者は、交通事故・スポーツ外傷・労災などに帰因して我が国で年間五千人程度発症すると言われているが、その多くが急性期のゴールデンタイムに有効な治療を受けることができず慢性期に移行し、公的資金と家族の献身的な介護に頼りながら生きて行かざるを得ないのである。もちろん、慢性期脊髄損傷患者の中にも新たな生き甲斐を見出され、積極的に社会進出される方もおられるが、その方たちとて麻痺した手足を動けるようにしたいという願いに何ら変わりはないはずである。その願いを叶えるため、慢性期脊髄損傷患者を治療すべく基礎医学者が神経幹細胞移植をはじめとするさまざまな治療法開発を試みているが、残念ながら目下の所、実用化のめどが立っているとは言い難い。

その一方で、文明・文化・科学技術がいかに進歩しようとも一定の頻度で事故が起こり、急性期から慢性期に移行する脊髄損傷患者は後を絶たず出現するわけであるから、慢性期脊髄損傷患者に費やされる年間千二百億円以上の公的資金も延々と必要になると考えられる。我国の財政状況を考えたとき、このような支出に日本社会が今後も耐えられるだろうかと憂慮せざるを得ない。もし、我が国の財政状況がさらに悪化した場合には、弱者へのしわ寄せが起こり、慢性期脊髄損傷患者への公的支援が縮小する可能性も否定できないのではなかろうか。私は、そのような最悪のシナリオを回避するためにも、脊髄損傷発症後二時間以内というゴールデンタイムに適切な治療を施し、慢性期脊髄損傷患者の数と重症度を減じることが何よりも現実的な方策であり、そのことが現存する慢性期脊髄損傷患者の手厚い支援にもつながると考えている。

そこで、急性期脊髄損傷治療薬の候補物質である紅蔘成分を新薬として開発してはどうかとある製薬企業に私から以前に提案したことがあるのだが、その回答は残念ながら「ノー」というものであった。その理由として製薬企業が述べた意見の中には、医師である私の立場から判断して納得できるものは何ひとつなかったが、製薬企業の立場からすれば止むを得ないかもしれないというものを参考までに述べると、およそ次のような内容になる。

(1)「急性期脊髄損傷の発症は我国において年間五千例程度しかないので、そのような少ない症例ではたとえ高額の開発経費を投入して急性期脊髄損傷治療薬の認可を得ても、その後開発コストを回収するめどが立たないので採算がとれない」

（２）「急性期脊髄損傷治療薬は当社の開発対象ではない」
（３）「急性期脊髄損傷はいつどこで起こるか予測できないので、糖尿病・高血圧症・高脂血症などの慢性疾患とは異なりインフォームドコンセントなど臨床治験に必要な手順を踏むことが容易でない」

といったものである。

道理で、医療現場では糖尿病・高血圧症・高脂血症などの治療薬が、それらの名称を覚えることができないくらい多種類泡濫し、一方で医師の立場からみて本当に必要な画期的新薬が提供されないという不満がうっ積するのである。

私はこの経験を通して、人の健康や生命とは別次元の市場原理あるいはリスクとベネフィットという概念を医療の現場に導入することの是非を改めて考えさせられた次第である。これでは急性期脊髄損傷治療薬は少なくとも日本の製薬企業の手では当面開発されそうにないし、かと言って急性期脊髄損傷治療薬の研究開発を継続するために大型の公的予算を申請すると「もはや研究としては新鮮味がなく製薬企業と共同研究する段階であるので、予算配分することはできない」と行政機関もつれない対応をすることが多いのである。

その結果、急性期・慢性期を問わず脊髄損傷患者とその家族の肉体的・精神的・社会的・経済的負担は軽減されず、年間千二百億円以上もの公的資金が慢性期脊髄損傷患者のために延々と費やされ、誰も救われないという状況が続くような気がしてならない。

とにかく、国民の生命と健康ならびに国家財政に深刻な影響を与えかねない医薬品開発事業を市場原理のみに委ね、行政がそれに積極的に介入することが乏しい不作為とも言うべき状況がこのまま継続すれば、この国の医療崩壊に拍車をかけることは必定である。私は、急性期脳梗塞治療に関する研究でも同じような経験をしたことがあるが、脳梗塞医療・介護に費される公的資金は年間数兆円にもおよぶので、さらに問題は深刻である。これについては次項（脳卒中に対する紅蔘の効果と脳卒中医療）で詳しく述べる。ここでは脊髄損傷の治療は発症後二時間以内というゴールデンタイムに適切な方法により実施するのが医学的に正しく、不幸にして障害を残した慢性期脊髄損傷患者の治療は急性期治療よりもはるかに困難であることを銘記されたい。

少し話がわき道にそれたような気がするので、気分を変えて紅蔘成分ジンセノサイドＲｂ１やその化学的誘導体であるジヒドロジンセノサイドＲｂ１がどのようにして、後肢対麻痺をきたした急性期脊髄損傷動物を起立せしめるのかということについて考えてみよう。脊髄損傷は、脊柱管という細長い空間の中を通る脊髄の一部が交通事故やスポーツ外傷の際に機械的に圧迫・損傷を受けて起こる。それは、あたかも宇宙ロケットのエンジンの一部に火災が生じ宇宙ロケットが飛ばなくなった状態に類似すると私は考えている。そのような状態を放置すると、火災はエンジンの内部を上下に向かって広がり、時を置かずして修復は不可能になり、ロケットはエンジンすべてを交換しない限り飛べなくなるのである。ロケットならエンジンすべてを交換すれば飛ぶようになるであろうが脊髄の場合はそうは行くまい。

ではどうするかと言うと、火災を最小限に食い止めるためすみやかに消火し、火災の影響が周辺の健常な脊髄におよぶこと（すなわち類焼）を防ぐ以外に方法はない。ロケットの場合はエンジンの一部でも火災に見舞われれば通常は修理しないと飛ばなくなるが、脊髄は火災を最小限に抑えて類焼を免れることができれば残された健常な脊髄がなんとか〝やりくり〟をして、一時期立てなかった動物をしばしば再起立せしめるのである。紅蔘成分ジンセノサイドRb1やその化学的誘導体であるジヒドロジンセノサイドRb1は、脊髄の火災が初期の小規模な状態にあるときにそれを鎮静化せしめ、周辺の健常な脊髄に類焼が及ぶのを阻止するので、急性期脊髄損傷動物が再起立すると考えれば良い。

ここで大切なことは、紅蔘成分ジンセノサイドRb1やその化学的誘導体であるジヒドロジンセノサイドRb1は、ロケットエンジンの特別な部品すなわち脊髄内の特別な遺伝子や分子を修復するとは考えにくいということである。擬似火災ともいうべき危急存亡の事態においては、たとえ小規模なものでも通常複数の脊髄内部品が瞬時にして非可逆的な損傷を受け、その損傷が周辺の不特定部品にも波及するのであるから、特別な部品すなわち特定の遺伝子や分子を標的とする薬物はほとんど役に立たないのである。

ちなみに、このような部品は少なくとも数万個は存在する。冷静に考えてみれば、脊髄損傷そのものが脊髄の物理的・機械的圧迫という分子・遺伝子とは無関係な原因により生じるので、その治療にたかが数万分の一の標的分子に作用する薬物が優れた効果を示さないのは至極当然である。

ここに分子医学・分子遺伝学・分子薬理学・分子創薬・分子機構を含めて、近代生命科学が金科玉条のごとく崇拝してきた〝分子〟という考え方を医学研究に盲目的に導入することの限界があるのではなかろうか。実際、後肢が麻痺して立てなくなった急性期脊髄損傷動物がジンセノサイドＲｂ１やジヒドロジンセノサイドＲｂ１の静脈内投与により再起立するまでには、数え切れない分子群が有機的連携をもって働いているはずであるから、その一つ一つの分子（すなわち数万個にも及ぶ部品の一つ一つ）に着目してもそれほど意義深いとは思えないし、しかも多数の分子群（数万個もの部品）を脊髄損傷動物において相互作用も含めて同時解析することも人知を超えていると言わざるを得ない。私は、後肢が麻痺した急性期脊髄損傷動物を発症後二時間以内であれば起立せしめる化合物が存在するという新規治療に直結する事実がもっとも大切であると考えている。基礎医学者にあるまじき荒っぽい言い方をすれば他の生命科学者から強く非難されるかも知れないが、病気というものは、その原因や分子機構がわからなくても治れば良いのである。たまたま見出された治療法を早急にヒトで確立し、しかるのちにじっくり分子機構を長い年月をかけて解析するという研究手法も無駄がなく捨て難いのではなかろうか。

（ウ）脳卒中に対する紅蔘の効果と脳卒中医療

脳卒中は、脳血管障害とも呼ばれ、脳の血管が破綻する脳出血・クモ膜下出血と脳の血管が閉塞する脳梗塞に分けられる。そのうち重篤な後遺障害を生じやすい脳梗塞は脳卒中全体の三分の二ほどを占め、メタボリック症候群、糖尿病、高血圧症、高脂血症などに伴う脳動脈硬化症に起因して発症すると考えられている。我が国の脳卒中医療費は年間約三兆円であり、この費用は癌の医療費に匹敵する。介護保険も脳卒中患者に使用される比率がもっとも高く、加えて脳卒中患者本人と家族の肉体的・精神的・経済的負担は計り知れない。少子高齢化社会を迎えて、二〇二五年には我国の脳卒中医療費・介護費は十兆円を越えると推測されているので、このままでは脳卒中患者の医療・介護ひとつをとっても我国の医療・介護保険制度は崩壊しかねない。したがって、脳卒中治療薬の開発は国家的使命と言っても過言ではない。

すでに述べたごとく脳卒中の中でも脳梗塞が非常に多く重篤な後遺障害も生じやすいので、以前は世界中で脳梗塞治療薬の開発が試みられたが、一部の患者に条件付で使用されるｔＰＡという血栓溶解剤（すなわち脳の血管をつまらせた血の固まりである血栓を溶かす薬）以外は、国際的にヒトでの効果が立証された薬物はいまだに存在しない。すなわち、脳梗塞の超急性期（発症後約四時間以内）に専門病院で厳しく適応を考えた上でｔＰＡという血栓溶解剤を投与された一部の幸運な患者を除いては、ひとたび脳梗塞が発症すれば医療機関はカテーテルによる血栓除去の他には原則お手上げ状態となり、保存的な全身管理と早期のリハビリテーションに専念するのが関の山である。平成十三年頃に日本でのみエダラボンという脳梗塞治療薬が認可されたが、私共の動物実験データや公表文献から判断する限り、今後もその臨床効果と副作用を慎重に見極める必要があると思われる。

最近、降圧剤や高脂血症治療薬を長期間内服して血圧ならびに血中脂質濃度をコントロールしておくと、脳卒中発症のリスクや死亡率が改善するという大規模臨床試験結果が相次いで公表されている。その一方で、脳卒中の中でも頻度が高くかつ重篤な後遺障害を生じることが多い急性期脳梗塞に対する治療薬開発ですら、私の知る限りもはやほとんどの製薬会社でリスクとベネフィットを勘案した結果実施されていない。ひねくれた見方をすれば「脳血管障害（脳卒中）は予防にウエイトが置かれ、ひとたびそれを発症したら治療するための国際標準薬はｔＰＡの他にはなく、今後も急性期脳梗塞ひとつをとっても患者全員に静脈内投与できる薬物が開発されるめどが立たない」ということになるのではなかろうか。本来、医学・医療というものは予防と治療が両輪をなすべきものであるが、少なくとも脳梗塞に関しては医療現場で片肺飛行を実施しているようなものである。このままでは、脳梗塞発症二～三時間以内というゴールデンタイムにすべての患者に有効な治療が施されるめどが立たず、脳卒中医療費・介護費用が当初の予測通り膨らみ、患者と家族は肉体的・精神的・経済的負担から逃れられないのである。

以上のような脳卒中患者の医療・介護を取りまく厳しい現状を踏まえて、私共の紅蔘研究成果を紹介しよう。図3に示すごとく、中大脳動脈皮質枝を永久閉塞して実験的に大脳皮質に脳梗塞を発症させたのちに紅蔘成分ジンセノサイドRb1又はその化学的誘導体ジヒドロジンセノサイドRb1を低用量で一ヶ月間持続的に静脈内投与すると、生理食塩液のみを静脈内投与されたコントロールに比べて、脳梗塞病巣がおよそ三分の一程度に縮小し水迷路テストでも水面下に設置されたプラットホームに短時間で到着するようになる（参考文献9、11、24、25）。すなわち、ジンセノサイドRb1またはジヒドロジンセノサイドRb1の静脈内投与により脳血管性認知症も治療できるかもしれないということが判明した。ここで大切なことは、たとえ実験動物とは言え脳梗塞発症後一ヶ月の時点でも脳梗塞病巣がジンセノサイドRb1又はジヒドロジンセノサイドRb1によりコントロール病巣の三分の一程度に縮小しているという事実である。ヒトの脳梗塞症例の場合、脳梗塞を発症してから時間が経過するにつれて脳梗塞病巣が拡大することがしばしば見受けられるので、そのようなことを阻止するためにも動物実験で脳梗塞発症後一ヶ月を経過して病変が安定期に入る頃までがっちりと梗塞に陥った脳を保護する化合物がまず必要なのである。ジンセノサイドRb1やジヒドロジンセノサイドRb1は中大脳動脈皮質枝が永久閉塞した状態でも長期にわたり脳を守ることができそうだということが極めて意義深いと考えられる。

ところで、ジンセノサイドRb1を含有する紅蔘末（コウジン末）を経口投与した場合はどうであろうか。紅蔘末とは、六年間栽培した高麗人蔘（これを高麗人蔘六年根という）を蒸熟したあとで天日乾燥し、飲みやすいように粉末として調整したものである。あくまでも動物実験に基づくデータであるが、も

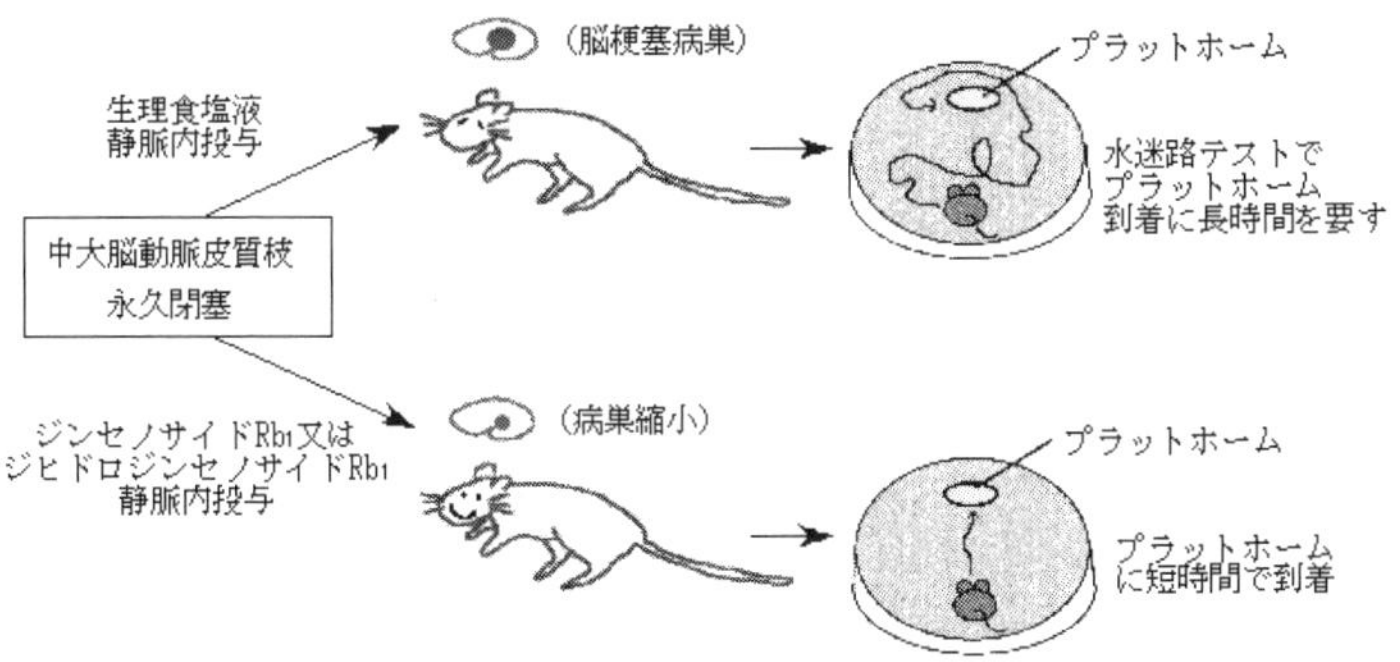

図３
脳梗塞に対するジンセノサイドＲｂ１またはジヒドロジンセノサイドＲｂ１の効果

し中大脳動脈皮質枝が永久閉塞される一週間前より閉塞後一ヶ月に至るまで、適切な用量の紅蔘末（本研究に用いたのは正官庄コウジン末である）を、連日経口投与しておけば、ジンセノサイドＲｂ１やジヒドロジンセノサイドＲｂ１を中大脳動脈皮質枝永久閉塞後に静脈内投与した場合とほぼ同様の効果が認められる。しかしながら、中大脳動脈皮質枝永久閉塞後に適切な用量の紅蔘末を経口投与しても、その効果は、中大脳動脈皮質枝永久閉塞前より紅蔘末を経口投与した場合と比べると、かなり劣る（参考文献25）。これらのことより少なくとも二つのことが考えられる。

（1）ひとたび脳梗塞が発症した時は、その時点から紅蔘末の経口投与を開始するよりは、ジンセノサイドＲｂ１又はジヒドロジンセノサイドＲｂ１を速やかに静脈内投与する方が優れた効果を期待できる。

（2）脳梗塞を起こす可能性が高いと判断される場合には、あらかじめ適切な用量の紅蔘末を経口投与しておけば不幸にして脳梗塞が発症しても障害の程度を軽減できるかも知れない。

ということになる。

では、ジンセノサイドRb1、ジヒドロジンセノサイドRb1、紅蔘末（コウジン末）は何故中大脳動脈皮質枝を永久閉塞した状態でも脳梗塞病変を顕著に長期間にわたり縮小する事ができるのであろうか。

この答えを出すために、中大脳動脈皮質枝を永久閉塞すると脳でどのようなことが起るのか考えてみよう。まず、永久閉塞した中大脳動脈皮質枝のみによって栄養されていた側頭葉と頭頂葉の一部が二〜三時間以内に死滅し、同部の血管網も破綻していわゆる虚血中心（虚血コア）の脳梗塞病変が形成される。この時期にtPAなどの血栓解溶剤を用いて閉塞した脳血管を再開通できれば良いのだが、それができるのはごく一部の症例（五パーセント程度の症例）にすぎないことを銘記されたい。実は、前述のごとく虚血中心（虚血コア）の脳梗塞病巣では血管網も速やかに破綻するので、万一血管網が破綻しているにもかかわらず無理にtPAなどの血栓溶解剤を用いて閉塞した脳血管を再開通せしめると、破綻した脆弱な血管網に急速に血液が流入した結果、血管網が破れて脳内に大量出血を起こす場合がある。これを、出血性梗塞というが、一国の首相が出血性梗塞を起こして帰らぬ人になったのは記憶に新しい。したがって、致命的な出血性梗塞を回避するために脳卒中専門医は、安全な条件が確実に整った一部の脳梗塞患者にしか血栓溶解療法を実施しないのである。つまり、多くの脳梗塞患者にとって虚血中心（虚血コア）を治療することは不可能ということになる。実は、虚血中心（虚血コア）の周辺部には、中大脳動脈からの血流が途絶えたあともわずかながら前大脳動脈や後大脳動脈からの血液供給があるために瀕死の状態でおよそ二～六時間程度生き残る脳組織がある。学術的に異論があるかもしれないがこれを本書では仮に虚血周辺部と呼ぶことにする。脳梗塞急性期に何の治療も施されなければ、血流不足とむくみ（脳浮腫）のため虚血周辺部もやがてはすべて死滅し脳梗塞病変に移行してしまうのである。一言で述べると、ジンセノサイドRｂ1、ジヒドロジンセノサイドRｂ1および紅蔘末はこの虚血周辺部のむくみを軽減しかつ瀕死の状態にある脳の神経細胞を守りながら、ひとたび破綻した脳の血管網を速やかに再生せしめて血流を回復させることにより、虚血周辺部が脳梗塞病巣に様変わりするのを防ぐのである。

この虚血周辺部の容積は虚血中心（虚血コア）の容積に匹敵するくらい大きいと思われるので、虚血周辺部の脳組織を救うことこそがすべての脳梗塞患者の障害を最小限にくい止めるために必要なのである。ここで大切なことは、急性期脳梗塞の治療薬としては（1）むくみの軽減（2）脳の神経細胞の保護（3）脳血管再生という少なくとも3つの作用が同時に備わらなければ使用に耐えないということである。

では、ジンセノサイドRｂ1、ジヒドロジンセノサイドRｂ1および紅蔘末（コウジン末）はどのような急性期脳梗塞にも効果が期待できるのかと言うと、答えは「ノー」である。最低限、前述の虚血周辺部で少ないながらもある程度の血流が維持されていなければ、ジンセノサイドRｂ1、ジヒドロジンセノサイドRｂ1及び紅蔘末といえども虚血周辺部へ到達できないし、虚血周辺部の脳組織を守ることもできない。したがって、中大脳動脈の皮質枝が永久閉塞した場合のいわゆる大脳皮質梗塞には長期的な効果が期待できても、中大脳動脈の本幹が永久閉塞して線条体と大脳皮質両方が広範に梗塞に陥るようなケースではたとえジンセノサイドRb1、ジヒドロジンセノサイドRb1、紅蔘末により一～二日目の短期の観察で効果がみられても一ヶ月という長期の観察では脳梗塞病巣縮小効果がみられるかどうか疑問である。要するに、急性期脳梗塞治療薬を開発する際には、脳梗塞発症後一～二日目の短期効果の有無に一喜一憂するのではなく、動物実験でも少なくとも一ヶ月という長期効果に観察のエンドポイントを置くことが肝要である。

先ほど急性期脳梗塞治療薬としては少なくとも三つの作用が同時に備わらなければならないと述べたが、このような作用を同時に有する化合物を開発する際には標的分子（作用すべき特定の部品）を設定するという戦略を採用してもまずもって成功は望めないであろう。なぜなら、三つの作用に共通する単一の重要な分子などあろうはずがないからである。裏を返せば、ジンセノサイドRb1、ジヒドロジンセノサイドRb1および紅蔘末は三つの作用を同時に発揮するが故に、はなから標的分子などをもたないとも考えられる。この考えには異論を差しはさむ研究者も多数おられるであろうが、元来脳卒中という病気の本体は血流障害であり、血管が詰まろうが破裂しようがそれによって生じる障害は、血液中の酸素、ブドウ糖などあらゆる栄養物質の供給不足に帰因するものであるので、特定の分子（特定の部品）の異常による病気とは程遠いものである。したがって、脳卒中という病気そのものが標的となる分子を持たないのであるから、その治療薬も標的分子に作用するものでなくても構わないし、むしろ標的分子などないほうが優れた効果を示すのではなかろうか。

古文献にも脳卒中に関する記載が多々見受けられ、医学医療が進歩した現代においてすら世界中で毎年四百万人もの人が脳卒中で死亡し、それよりも多くの人が障害者となっているという事実に思いを馳せれば、我々人類は有史以来脳卒中の脅威にさらされてきたということに容易に気づくはずである。この脅威を少しでも和らげる努力をしなければ我々も我々の子孫もまた先祖と同じ苦しみを嘗めるのである。たしかに営利を目的とする製薬企業としては急性期脳梗塞治療薬の開発一つをとっても、（1）新薬候補物質に係わる特許の有効期限が二十年程度しかないのに新薬開発期間は十年前後と長くかかり、（2）その上に一千億円という新薬開発経費を投入しても失敗に終わるリスクが高い、ということになれば「市場原理」「リスクとベネフィット」という観点から判断して急性期脳梗塞治療薬の開発を断念するのは至極当然である。

では、止むを得ないと言ってあきらめるのが国や国民にとって正しい選択であろうか。新薬候補物質に関する特許制度や新薬開発に関わる手順・規則・経費等は元来それに係わる人々が定めたものであり、「市場原理」や「リスクとベネフィット」という概念も資本主義経済の最中に生きる人々が提唱した一つの相対的価値観に過ぎない。私は、このような相対的価値観の影響を受けて、生命や健康という絶対的価値観までも損なわれ兼ねないという事態をこのまま看過してよいのかということを国民を念頭に置いて検討する時期が到来しているのではないかと痛感している。俗にいう「生老病死は世のならいであり、ヒトはお金を持って死ねない」のであり、為政者も医療従事者も企業家も富めるものも貧しきものも一定の確率で脳卒中という病気に見舞われるのであるから、脳卒中に見舞われて障害者になってから何もできないといって後悔するのではなく、人は健康なうちに利害得失を超えて脳卒中治療薬の開発を試みることこそ肝要ではなかろうか。

「情けは人のためならず」という格言にもあるように、脳卒中・脳梗塞患者の苦痛を少しでも和らげるために万難を排して治療薬を開発しようとする行動と情熱こそが、将来自らを救うことになるということを銘記すべきではなかろうか。生命や健康を絶対的な〝利〟と考えれば、難治性疾患の治療薬開発ほど成功すれば一挙に多くの人の健康や生命の維持に貢献するという点で〝利〟に叶うものはないのであるが、残念ながら健常人の中には「自分は病気にならない」と錯覚している人が多いように思えてならない。

少し話が本題からそれたが、次に高麗人蔘とヒトの脳卒中症例との関わりについて成書（参考文献23）を参考にしながら簡単に述べてみよう。古文献には、人蔘単味の使用例である人蔘膏や独蔘湯などを脳梗塞又は脳卒中と思われる急性期の患者に投与すれば効果が期待できるという記載が見受けられるが、ここで注意すべきは、人蔘膏や独蔘湯が現代人が日頃服用している紅蔘末や高麗紅蔘精（いわゆるエキス剤の一種）とほぼ同様の品質を有すると考えられるか否かという問題である。

これについては、今後の薬学的研究に委ねたい。残念ながら脳梗塞または脳卒中の急性期に紅蔘末または高麗紅蔘精を投与した場合の効果を検証した文献は見当たらないが、前記の成書によれば、脳卒中後遺症とも言うべき冷感・しびれ感などの自覚症状が紅蔘末内服（正官庄コウジン末四—五グラム／日）により改善すると報告されている。では、もし私自身や私の大切な家族が急性期脳梗塞に見舞われたらどうするかと問われれば、私は「ｔＰＡによる血栓溶解療法の適応が無いと医学的に判断された時点で、誤嚥防止に最大限配慮しつつ速やかに高用量の紅蔘末又は高麗紅蔘精を投与する」と答えるであろう。実際、私の母が脳梗塞を発症した時には、ｔＰＡの適応が無いと判断した時点で、私は他の脳梗塞治療薬の投与を見合わせて高麗人蔘エキス剤の投与のみを実施したい旨、主治医に提案している。その結果の詳細については割愛させていただくが、諸般の事情でエキス剤の投与開始が第九病日頃とかなり遅れたことを除いては、主治医の厚意によりそのようにしていただいたことを私はまったく後悔していない。

たしかに科学的証拠に基づく医学（evidence-based medicine EBM）という原理原則が幅をきかせている今日において、ＥＢＭという概念とは程遠い紅蔘末やエキス剤を急性期脳梗塞患者に投与するなどということは受け入れ難いと言われる方々も多々おられると思う。しかしその一方で、急性期脳梗塞患者の治療のために科学的証拠に基づいて国際的に認可された薬物は、平成三十年時点でｔＰＡという血栓溶解剤しかないのである。しかも、そのｔＰＡを実際に投与される急性期脳梗塞患者は全患者の十パーセントにも満たないのであるから、残りの九十パーセントの患者はどうすれば良いのであろうか。

選択肢は、

（１）日本国内でのみ認可されているｔＰＡ以外の脳梗塞治療薬を投与する。

（２）（１）に加えて紅蔘末や高麗人蔘エキス剤（高麗紅蔘精を含む）などの代替医療を実施する。

（3）代替医療のみを実施する。

ということであろうか。

その際に最も大切なことは、医師、医療スタッフ、患者ならびにその家族の間で、ｔＰＡ以外の脳梗塞治療薬ならびに代替医療につき、動物実験データ、臨床データ、副作用発現の可能性を含めてあらゆる情報をあらかじめ共有しておくことが何よりも肝要ではないかと思われる。

脳梗塞という病気は、すでに述べた脊髄損傷と同様に、急性期の治療が患者の命運を決するわけであるから脳梗塞発症を予防するためにあらゆる手段を講ずるのは当然であるが万一脳梗塞を発症したときには後日悔いを一生に残さないために自分はどうするのかということを日頃から主治医、家族、医療スタッフと話し合っておくと良いと私は考えている。なぜなら、ひとたび脳梗塞を発症するとおそらく三時間以内に治療方針を決定する必要が生じ、しかもそのような危急存亡の時に脳梗塞を発症した当の本人は意識障害や神経精神障害に見舞われて自らの意志を第三者に伝えることすら困難な状況に陥っているかもしれないからである。日頃から、自分の身は自分で守るという基本原則を堅持しつつ、科学的証拠に基づく医学（evidence-based medicine, EBM）という米国流の概念も、そのよりどころは統計学的確率論に過ぎないということを我々は銘記すべきである。平ったく言えば、ｔＰＡによる血栓溶解療法もそれを実施した場合と実施しない場合とで脳梗塞症例を比較して統計学的に有意な差をもって有効であると判定されたが故に認可されたのであり、決してｔＰＡによる血栓溶解療法を受けたすべての急性期脳梗塞患者の症状が改善するというわけではないのである。これはあくまでも私の個人的な印象に過ぎないが、ｔＰＡによる血栓溶解療法を受けた急性期脳梗塞患者ですら、明らかな症状改善がみられるのはその三分の一に過ぎず､他の三分の一では満足すべき効果は認められず、残りの三分の一の患者で軽微な改善がみられる、といったところではなかろうか。

せっかくｔＰＡによる血栓溶解療法を受けてもまったく効果が認められなかった患者にとっては、前記のＥＢＭにまつわる統計学的確率論など無意味で、ｔＰＡが無効であったという事実をもって急性期の薬物治療の望みを百パーセント絶たれるのである。つき詰めて考えれば、現時点でｔＰＡによる血栓溶解療法の明らかな恩恵を受けるのは急性期脳梗塞患者の三パーセント程度に過ぎないということになる。したがって少なくとも残り九十七パーセントの急性期脳梗塞患者のために、優れた効果を示す国際標準薬及び安全な代替医療手段が是非必要になるのである。

改めて言うまでもなく、我々人類は有史以来脳卒中の脅威に曝されてきたが、紅蔘末やエキスなどの高麗人蔘製剤が少しでもこの脅威を柔らげるのに役立てば良いと私自身としては思わずにはいられない。ただし、紅蔘末や高麗人蔘エキス剤を脳卒中患者の代替医療手段として利用する場合には、それらの原材料である高麗人蔘がどこで何年間栽培されたものであるかということを最低限認識しておく必要がある。なぜなら、高麗人蔘の品質は、それを栽培する地域の気候・風土ならびに栽培年数によって大きく変わるからである。

ちなみに、我々が実験に用いて安定した結果を得ている紅蔘末およびエキス剤は、韓国人蔘公社製の正官庄コウジン末および正官庄高麗紅蔘精であり、それらは少なくとも日本において医薬品として認可されているものである。なお、現時点における正官庄コウジン末及び正官庄高麗紅蔘精の［効果・効能］は、あくまでも次の場合の滋養強壮－虚弱体質、肉体疲労、病中・病後、胃腸虚弱、食欲不振、血色不良、冷え症、であることを銘記されたい。

紅蔘末や高麗人蔘エキス剤の品質が、原材料である高麗人蔘の産地や栽培期間により大きく左右されるのに反して、もし将来紅蔘成分ジンセノサイドRｂ1やその化学的誘導体であるジヒドロジンセノサイドRｂ1を急性期脳梗塞患者の治療に使用することが認可されれば、これらの化合物については、原材料である高麗人蔘の産地や栽培期間により品質が左右される可能性は極めて低い。なぜなら、ジンセノサイドRｂ1は単一の化合物であるので、いかなる産地の高麗人蔘であろうと栽培年数にかかわらず、高麗人蔘から分離精製されたジンセノサイドRｂ1に何ら変わりはないからである(図1)。同様にジヒドロジンセノサイドRｂ1もジンセノサイドRｂ1を化学的に還元して炭素の二重結合を単結合に変換することにより生成される単一の化合物であるので、その原材料である高麗人蔘の品質に影響されない(図1)。しかも、ジンセノサイドRｂ1にしろジヒドロジンセノサイドRｂ1にしろ、急性期脳梗塞患者の静脈内に投与することが認可された場合、その投与用量は極めて少なくなることが予想されるので、すべての急性期脳梗塞患者に投与するために充分量を確保することも容易であると思われる。

ただし、ジンセノサイドRｂ1やジヒドロジンセノサイドRｂ1を静脈内投与用医薬品として開発するためには、少なくとも一千億円程度の経費が必要になる。これを高額と考えるか低額と考えるかは読者自身の判断に委ねるが、脳卒中患者の医療・介護に毎年三兆円以上もの公的資金が投与され、しかもこの経費が年々膨らみ続けて二〇二五年には十兆円以上になると試算されているにもかかわらず、脳卒中患者と家族の精神的、肉体的、経済的負担が目に見えて軽減されるという兆しは一向にみられないという事実は厳然と存在するのである。

もし、年間四十兆円にも及ぶ医療・介護に係わる経費のうち毎年百億円程度（すなわち四十兆円の四千分の一）を十年間にわたり配分するという脳卒中治療薬開発国家プロジェクトのようなものが存在するのであれば、ジンセノサイドRb1やジヒドロジンセノサイドRb1を静脈内投与薬としてすべての脳梗塞患者に届けることが可能になるかもしれない。

おそらく、このようなリスクの高いプロジェクトは、製薬企業が展開するには残念ながら不向きと考えられるので、国家が単独でリスクを背負う以外に仕方がないのではなかろうか。リスクが高い分、この国家プロジェクトが成功した場合には、医療費・介護保険料節約という国家が受けるベネフィットも図り知れない程大きいと期待される。少子高齢化のただ中にいる我が国の医療・介護保険制度が完全に崩壊する前に、今こそ目先の利害にとらわれず大胆かつ柔軟な発想と長期的な視野をもって行動すべき時ではなかろうか。その意味で、まずはこの国の単年度の予算決裁システムを排するということを考えても良いと思われる。

人間というのは不思議なもので、お金の区切りを年度ごとあるいは四半期ごとにつけるという規則に縛られるだけで、発想が強直化し年度末にいらざるお金を使ってしまうことがままあるのである。

このようなことが積もり積もって、この国の財政赤字が膨らむ一因になっているのかも知れない。紅蓼の研究をしながら、国家予算システムの在り方まで考えるのは少々行き過ぎのように思われるので、脳卒中の話はひとまず終わりにしようと思うが、最後に「急性期脳梗塞の患者に対しては、発症後二〜三時間以内のゴールデンタイムにいかに適切な初期治療を施すかが肝要であり、ゴールデンタイムの適切な治療を前提にして、その後のリハビリテーション・再発予防・再生移植医療を考えるべきである」ということを強調したい。

（エ）傷に対する紅蔘の効果と褥瘡医療

「脳卒中に対する紅蔘の効果と脳卒中医療」に関する話の中で、紅蔘や紅蔘成分であるジンセノサイドRb1が血管再生作用を有することを述べたが、本項では高麗人蔘エキスや紅蔘成分ジンセノサイドRb1が血管再生作用を介して皮膚の創傷（いわゆる傷）もきれいに早く治す可能性が極めて高いことを紹介したい。ではなぜ、血管再生と〝傷の治り〟との間に因果関係があるのだろうか。それは、皮膚に傷ができるとほとんどの場合、皮膚の血管が部分的にしろ切れて出血し、傷が治る過程で必ずと言っていいほど切られた血管が再生してくるからである。言い換えれば、皮膚の傷が早くきれいに治るためには、傷によって切断・破綻した局所の血管網が速やかに再生し、創傷部の血流が改善することが必要であるということになる。

例によって古文献ならびに過去の文献を紐解くところから、高麗人蔘又は紅蔘の創傷治癒促進作用のお話を始めよう。中国の宋代または明代の「経験方」「医学集成」「證治要訣」という古文献の中に、高麗人蔘は皮膚の熱傷・咬傷等の創傷に有効であるという記述が明らかに見受けられる。なお、本書では熱傷、咬傷、切開創、褥瘡（床擦れ）、皮膚潰瘍、開放創、擦過傷、ひび割れ等、皮膚組織に欠損を生じるものを狭義の創傷と呼び、これに放射線障害、紫外線傷害、レーザー障害等を加えたものを広義の創傷と呼ぶこととする。過去の文献をながめてみると、やはり成書（参考文献23）の中に、紅蔘エキス（より具体的には紅蔘の粗サポニン分画）を含む皮膚外用剤が、ヒトの褥瘡に効果を発揮するという金子らの報告がみられる。しかし、これらのことだけで現代に生きる我々が、高麗人蔘又は紅蔘の創傷治癒作用を信じることは必ずしも容易ではない。少なくとも、紅蔘のサポニン成分（すなわちジンセノサイド化合物）のうちどれが創傷治癒促進作用を示すかということを明確に証明しなければ、医師・薬剤師のみならず一般大衆にも紅蔘の創傷治癒効果は理解されないだろう。また紅蔘の有効成分を同定することにより紅蔘の創傷治癒効果を説得力あるものにするのみならず、有効成分を定量することにより紅蔘の品質管理も可能になると思われる。そこで本項ではまず熱傷動物に対する紅蔘の粗サポニン分画（紅蔘エキスの一種）の効果を紹介し、しかるのちにその有効成分についてお話をしてみよう。ここで再度紅蔘とは、オタネニンジン（高麗人蔘の和名）栽培畑から採取した生の高麗人蔘六年根を蒸熟したのち天日乾燥したものであることを思い起こしてほしい。

紅蔘の粗サポニン分画（紅蔘エキスの一種）を含むワセリンを実験動物の熱傷部に塗布すると、ワセリンのみを塗布した場合に比べて明らかに熱傷部の皮膚組織が早く再生し傷の治りも良くなる（図4）。このことは、ヒトの褥瘡病変に紅蔘の粗サポニン分画を含有するワセリン（いわゆる紅蔘エキス軟膏）を外用塗布することにより褥瘡の改善がみられたという金子らの症例報告を強く支持するものである。ちなみにこの熱傷動物に対しては、対照薬として用いたプロスタンディン軟膏は効果を示さなかった。紅蔘の粗サポニン分画の中には少なくとも三十種類のジンセノサイド化合物（俗にいう精製サポニン）が含まれているので、その有効成分を探索する目的で各々のジンセノサイド化合物（たとえば

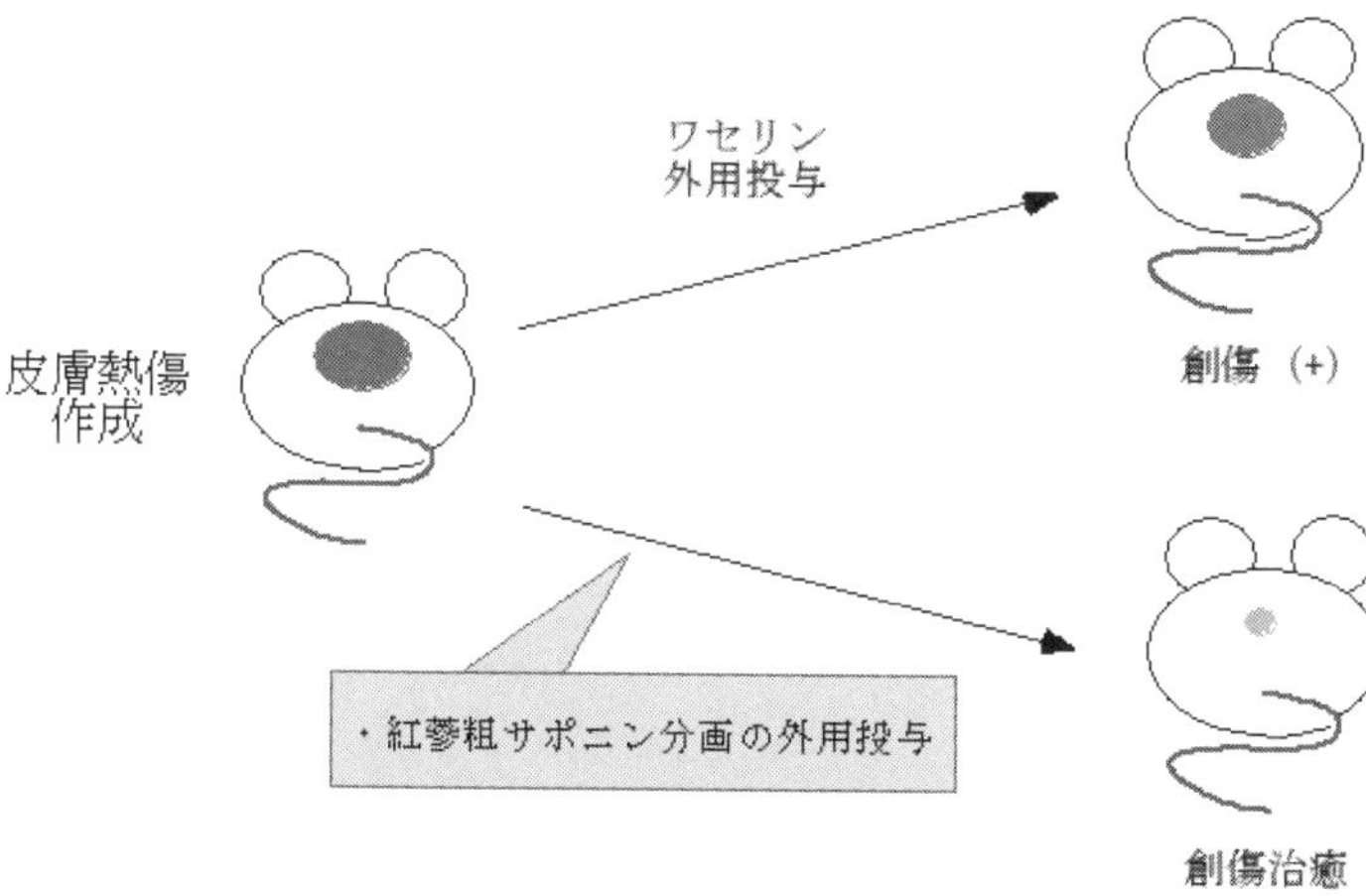

図４　熱傷に対する紅蔘エキス（紅蔘粗サポニン分画）の効果

ジンセノサイドＲｂ１、Ｒｂ２、Ｒｃ、Ｒｄ、Ｒｅ、Ｒｇ１）を含有するワセリン軟膏を実験動物の熱傷部に外用塗布してみると、脳梗塞実験結果より予測されたようにやはりジンセノサイドＲｂ１を含有するワセリン軟膏が優れた治療効果を示したのである（参考文献10）。

果たしてジンセノサイドＲｂ１は当初予測されたように熱傷部の血管再生を促進するのであろうか。このことを確認するために、熱傷部にジンセノサイドＲｂ１を含むフィルターペレットを置いた上で経時的に熱傷部へ向かう新生血管もしくは再生血管を観測した所、コントロールの三〜四倍程度にも及ぶ豊富な新生／再生血管網がみられた。ジンセノサイドＲｂ１による血管再生促進作用は、少なくとも熱傷動物では対照薬である塩基性線維芽細胞成長因子（商品名：フィブラスト）に匹敵するものであり、しかもその有効濃度は、フィブラストの千分の一から一千万分の一という極めて低いものであった（参考文献10）。

したがって、ジンセノサイドRb1はフィブラストよりも随分安価でかつ優れた効果を示す創傷治療薬となり得ると考えられるが、それがすんなりと医療現場で利用されるとは限らないことについては悲惨な褥瘡医療の実態も交えながら後で述べる。なお、ジンセノサイドRb1は脳梗塞実験と同様の方法で静脈内投与した場合でも優れた創傷治癒促進作用を発揮するが、これについては話が専門的になり過ぎる懸念があるので割愛させていただく。要するに、紅蔘の粗サポニン分画ならびにその有効成分ジンセノサイドRb1の外用投与又は静脈内投与により、皮膚の表皮（すなわち表面の薄い皮）、毛、汗腺（汗を出す腺）、脂腺（皮脂を出す腺）、真皮（鞄や靴の材料になる動物の皮の部分）、血管などが再生し傷が早くきれいに治るということだけを読者の心に留めていただければ幸いである。

少し難しい話が続いたので、ここで趣を変えて高麗人蔘栽培畑にまつわる情報を読者に紹介し、そのあとで傷の話にもどるとしよう。高麗人蔘のことを日本ではオタネニンジンと呼ぶが、この名称は江戸時代に徳川将軍家が各藩に高麗人蔘の種を分け与え、その栽培を奨励したことに由来する。各藩では、将軍家より分与された種を「御種《おんたね》」と呼んで大切に扱ったため、この〝おんたね〟という言葉が訛って日本では高麗人蔘のことを「オタネニンジン」と呼ぶようになったらしい。その名残で、日本でも島根県や長野県ではオタネニンジンの栽培が細々ながら継続されていると聞くが、その栽培量は朝鮮半島や中国吉林省の栽培量に遠く及ばない。図5は高麗人蔘（和名オタネニンジン）栽培畑を模式的に示したものであるが、オタネニンジンは〝朝日を好み夕日を嫌う〟と言われているので、庇を東に向けて開放し朝日のみが栽培畑に差し込み夕日を遮断するように工夫されている。

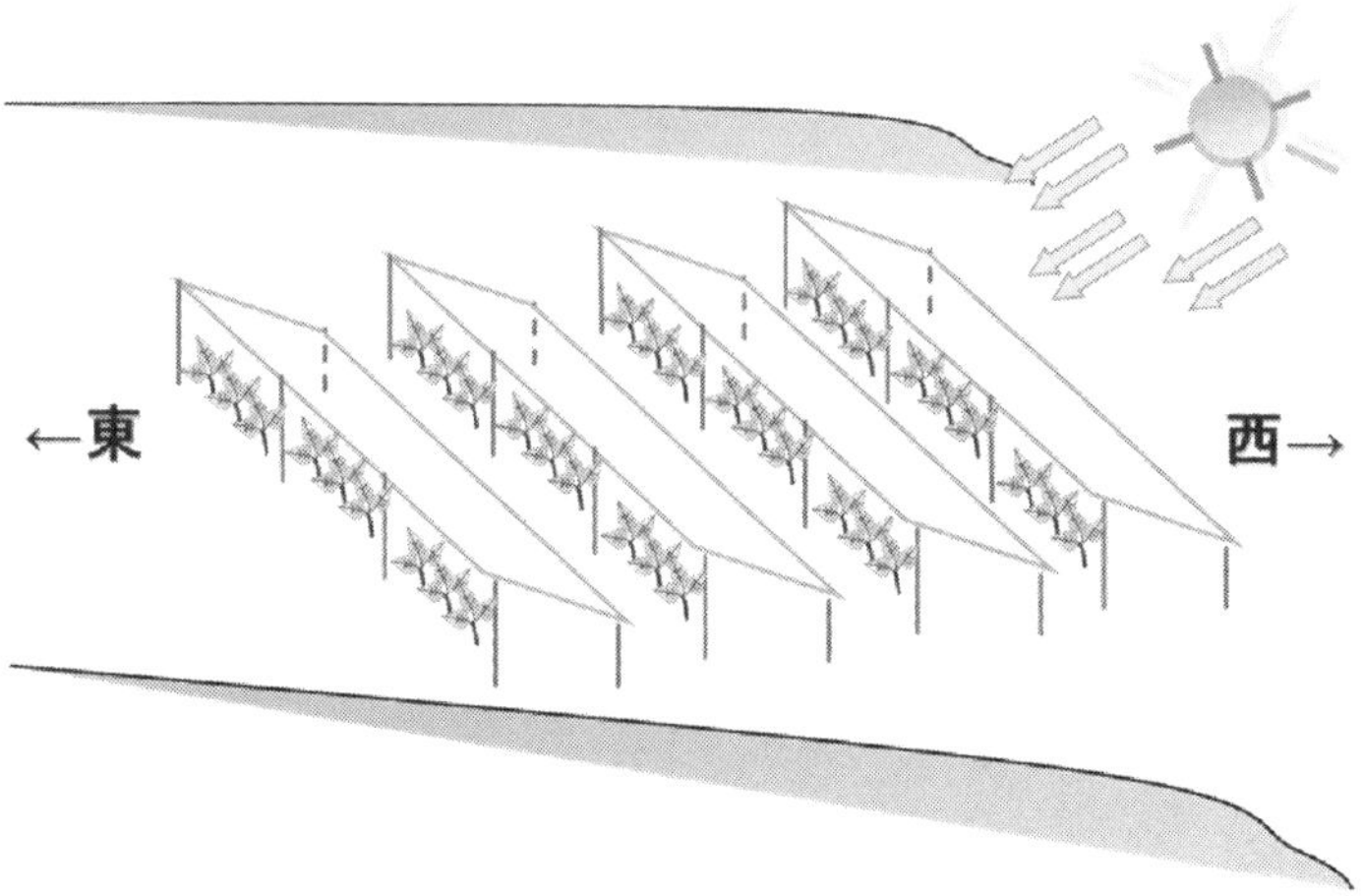

図5　高麗人蔘栽培畑の模式図

ちなみに、この栽培方法を考案したのはエレキテル発明でも知られる江戸時代の平賀源内であると言われているが、真偽の程は不明である。ただ、平賀源内という江戸時代後期の知識人が高麗人蔘栽培方法の考案者として言い伝えられているという事実は、同時代日本でも盛んに高麗人蔘（和名オタネニンジン）が栽培育成されていたことを物語っている。高麗人蔘栽培畑の中に入り実際に高麗人蔘の葉の数を調べてみると、それだけで栽培年数がわかるというのも、高麗人蔘売買業者間においてその品質を偽ることができないという点で興味深い。

どういうことかというと、図6のごとく高麗人蔘は栽培一年目には一組の葉を有し、その後栽培年数が一年増えるごとに一組ずつ葉が増えるので、もっとも品質のよい高価な六年根では六組の葉が認められるということになる。したがって、この六組の葉の存在を高麗人蔘栽培畑で確認した上で、高麗人蔘を購入する限りその品質がある程度は保証されるということになる。ちなみに、六

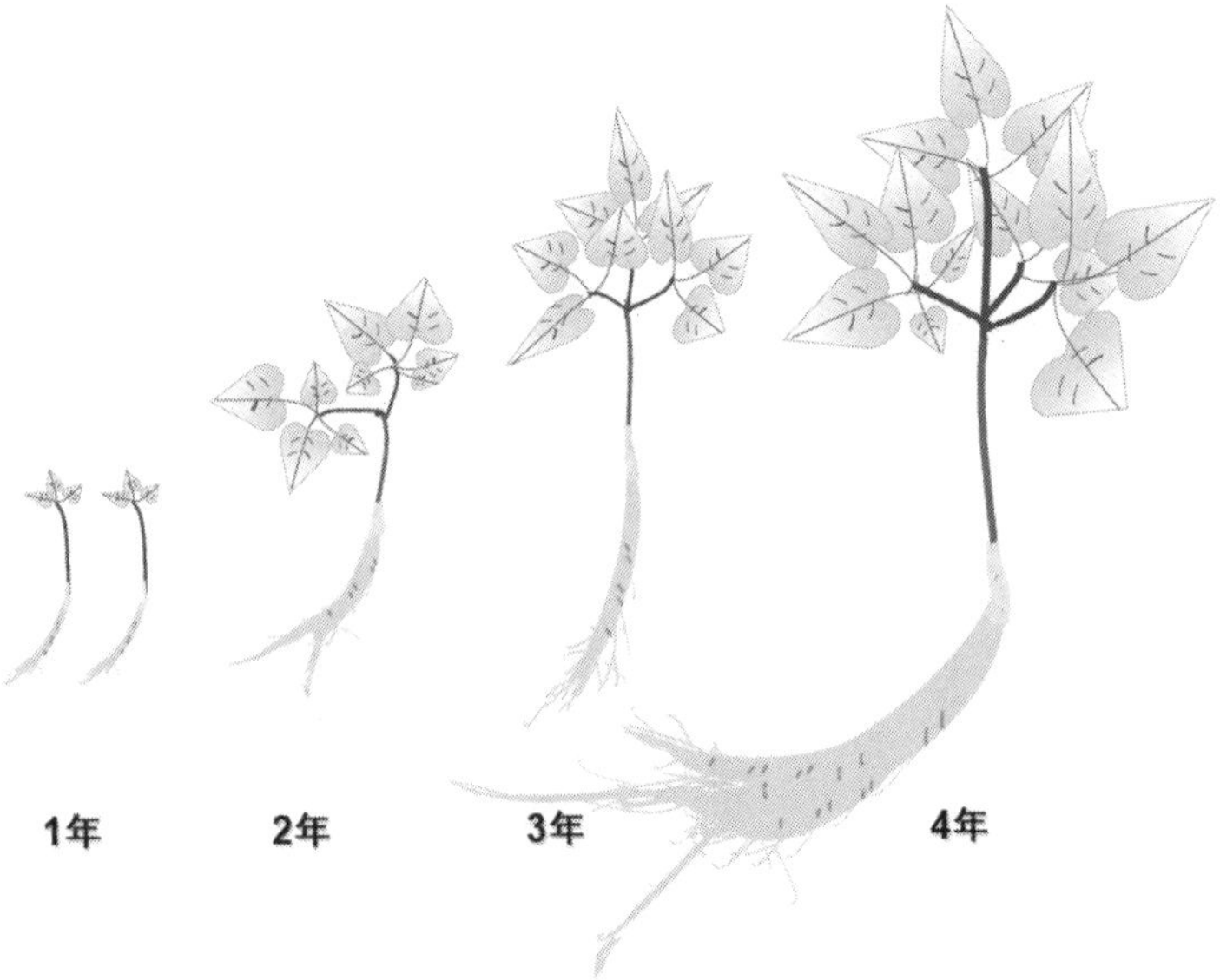

図6　高麗人蔘（和名：オタネニンジン）の経年変化

年間高麗人蔘を栽培した土地は、その後十二年間程度休ませないと次の高麗人蔘を植え付けることができないので、同じ土地からは十八年に一度しか高麗人蔘が採れないということになる。高麗人蔘が貴重で高価だといわれるのは、やはりこのためかも知れない。ただ、十二年間の休耕地といえども有効利用することは可能であり、たとえば島根県内の休耕地ではボタンを栽培して他所よりも大きな花を収穫しているらしい。まさに高麗人蔘は他の植物をも育む天然成分を休耕地に残すのであろう。

　食品や工業製品に限らず高麗人蔘などの生薬についても、本来我々は生産の現場に足を運んで自らの目でその品質を確認するために労力とお金を惜しんではならないのである。しかるに現代人の大半は食品がどこで作られたものであるかあまり気にすることもなく口に入れ、テレビ・エアコンのリモコンや携帯電話を使いこなし乗用車を運転できても、電子機器や自動車の内部構造には無関心で、それらがいったいどのようなメカニズムで作動するかということすら知らない。これでは、生きるための道具をすべて自前で作っていた数万年前のクロマニヨン人に比べて、現代人の脳の容積が小さくなるのは当たり前である。せめて、我々の生命に直結すると言っても過言ではない食品や生薬・医薬品だけでも生産の現場を見通す目を持ちたいものである。しかし、残念ながら私の思いとは裏腹に、あらゆる物の生産・流通業務の細分化・高度化・専門化が進むあまり、だれも責任をもってその全体像を見渡せないという深刻な事態が現代社会に蔓延り、このことが医療・介護・福祉・教育・科学研究の現場にも暗い影を投げかけているのである。その意味で、以前起きた毒物入り食品（たとえば粉ミルクや餃子）に関する事件は現代人に警鐘を鳴らすものとして、真摯に受け止めねばなるまい。

実は、紅蔘エキス（紅蔘の粗サポニン分画）が皮膚の傷を早くきれいに治すのに役立ち、その有効成分の一つがジンセノサイドRb1であるという実験データを得たあとで、私は偶然にも高麗人蔘（オタネニンジン）栽培畑で作業をする人たちの手の皮膚が一般の農作業従事者とは異なり随分美しいという情報を入手した。したがって紅蔘エキス（紅蔘の粗サポニン分画）やジンセノサイドRb1が皮膚に良いという我々の実験データに大きな誤りはないと私は確信している。今後も紅蔘にまつわる人と歴史の情報を丹念に分析しながら、絶えずその情報を実験医学的に検証することが必要と思われる。

では、紅蔘エキス（紅蔘の粗サポニン分画）やジンセノサイドRb1をどのような傷の治療またはケアに応用すべきであろうか。先程も述べたように皮膚の傷にはさまざまあり、一般的な切り傷、やけど、あか切れ、ひび割れ、外科手術による創傷から褥瘡（床擦れ）、皮膚潰瘍まで千差万別であるし、最近美容皮膚科で実施されることが多くなったフィジカルピーリング、ケミカルピーリング、レーザー治療などによっても皮膚に傷ができる。このような傷を受けた皮膚を美しく速やかに再生させ、その後のスキンケアを容易なものとするために紅蔘エキス（紅蔘の粗サポニン分画）やジンセノサイドRb1が有用であると少なくとも私は考えている。なお、レーザー照射部位に対するジンセノサイドRb1外用投与の効果については、自験例を次項（皮膚の光老化に対する紅蔘の効果と医師不足）で紹介したい。

本項の始めにジンセノサイドRb1ならびにジンセノサイドRb1を含有する紅蔘エキス（具体的には紅蔘の粗サポニン分画）が血管再生作用を介して傷を早くきれい治すということを述べた。とは言っても、傷が早くきれいに治るためには創傷部における血管再生があくまでも必要条件になるというだけであって、血管再生さえうまく行けば必ずしも傷が早くきれいに治るというわけではない。すなわち、血管再生は傷が早くきれいに直るための必要条件であっても十分条件には成り得ないのである。

やや話は専門的になるが、ジンセノサイドRb1を実験動物の静脈内に投与しながら皮膚の開放創の治癒過程を光学顕微鏡で観察してみると、創傷部の血管のみならず表皮（皮膚表面の薄い皮）、毛、皮脂腺（油を出す腺）、汗腺（汗を出す腺）、真皮（鞄や靴の材料になる動物の皮）までも適切なタイミングで再生し、その結果創傷に付きものの異常な暗赤色の肉芽組織も生理食塩液のみを投与されたコントロールに比べて著しく少なくなり、再生した皮膚組織の下に肉芽組織が埋没するのが見てとれる。一言で述べれば、ジンセノサイドRｂ1により、皮膚組織全体が再生して傷が早くきれいに治ったということになる。

このようにしっかりと傷が治ると、再びその部分に外傷が加えられても表皮（皮膚表面の薄い皮）が剥がれて異常な暗赤色肉芽組織が露出するなどということは起こりにくくなるのである。

一方、生理食塩液のみを実験動物の静脈内に投与しながら皮膚の開放創の治癒過程を観察してみると、創傷部は凹凸のない平らな表皮で覆われているだけで、その下には再生した真皮、毛、皮脂腺、汗腺などもほとんど認められず、単に異常な暗赤色肉芽組織が存在するのみである。このような俗に言うきたない傷の治り方をすると、その表皮にわずかな外圧が加わっただけで、すぐに表皮がベロッと剥がれてその直下にある肉芽組織が露出し、傷がなかなか完治しないという悪循環をきたすのである（参考文献26）。特に褥瘡（床擦れ）でこのような悪循環をきたすと患者のＱＯＬ（人生の質または生活の質）を著しく損なうことになる。

ここで、脊髄損傷と脳卒中の話の中で述べたように、ジンセノサイドRｂ1は特定の標的分子（すなわち体にある特定の部品）に作用するとは考えにくいということを思い起こしてほしい。皮膚の傷がジンセノサイドRｂ1により早くきれいに治る場合でも、血管再生、表皮再生（上皮化）ならびに真皮乳頭、真皮、皮脂腺、毛、汗腺の再生が秩序立って起こるのであるから、これらの皮膚組織丸ごとの再生ともいうべき生命現象が、特定の標的分子（すなわち数万個もある部品の一個または数個）にジンセノサイドRｂ1が結合するだけで達成されるとは到底思えないのである。皮膚組織丸ごとの再生には多数の分子群が適切なタイミングで作用することが必須であり、ジンセノサイドＲｂ１はこれら多数の分子群すべてを生命の摂理に従って制御あるいは調節していると考えるのが妥当ではなかろうか。もしこの仮説が正しければ、ある特定の分子を標的とする化合物は傷の治療薬としてはかえって使いにくいということになるのではあるまいか。

実際、さきほど述べた熱傷動物の実験においてもジンセノサイドＲｂ１の外用投与により熱傷部浸出液中のサイトカイン、ケモカイン、ヒスタミン、神経伝達物質などの生理活性を有する分子群の含有量が、創傷治癒過程における適切なタイミングでデリケートに変動することが判明しており（参考文献10、12）、そのデリケートな変動が積み重なった結果皮膚組織が丸ごと再生し傷が早くきれいに治ると考えるのが妥当ではなかろうか。私は決して分子生物学、分子遺伝学、分子薬理学、分子医学などの学際的研究を否定する立場にはないが、これらの研究により得られた膨大な分子データを果たして人類はインテグレート（統合）することができるだろうかという疑問を抱かずにはおれない。少なくとも私が生きている間に分子データの有機的統合が成就するとは思えないので、基礎医学者といえども時には、分子のことを忘れて一人の医師として患者の話に耳を傾け、五感を研ぎ澄まして患者を診ることが肝要であると私は考えている。

皮膚の傷の中でも治療が困難を極めヒトの尊厳をも損ないかねない悲惨な病気が褥瘡（床擦れ）である。いわゆる寝たきりの高齢者が入院している療養型の老人病院では、この褥瘡の発症が後を絶たない。脳卒中などが原因で寝たきりとなった高齢者は手足の麻痺のため臥床中も体を動かすことがほとんどできず、たとえば、あお向けに寝たままでいると仙骨部が長時間ベッドのマットと接することにより、圧力が同部に集中的に負荷された結果速やかに同部の血流障害が生じ皮下脂肪に乏しい同部の皮膚は日を置かずして死滅して穴があくのである。しばしば、この穴（すなわち床擦れ）は仙骨にまで達し、重篤な感染症をも合併する。こうなると、褥瘡の治療は困難を極め感染が制御されない限りいかなる治療も効かない。

一方、同じような手足の麻痺に苦しむ高齢者でも、急性期治療や回復期リハビリ治療を専門とする病院に入院中はまずもって褥瘡は起こさないし、よしんば褥瘡が生じても初期の段階であらゆる治療や体位変換などのケアを施し前述した高価な褥瘡治療薬（プロスタンディン軟膏、フィブラスト）や抗生物質なども必要に応じて自由に使用できるので、褥瘡は速やかに回復することが多い。特に、体位変換は極めて重要で、急性期治療や回復期リハビリ治療を実施する病院では、手足の麻痺がある患者に対しては昼夜を問わず二時間おきに体位変換を実施し、そのことが褥瘡の発症を予防するのにも役立っている。

しかし、療養型の老人病院ではそのような当たり前のケア（介護）と治療が人手と予算の不足のために実施できないのである。療養型の老人病院では、急性期治療専門病院や回復期リハビリ病院のような診療報酬出来高払いは許されず、あまねく診療報酬定額制を敷いている。

その結果、老人病院では入院患者の重症度に応じて平成三十年頃の月額医療費が三十万円～五十万円程度に設定されており、おそらく平均の月額医療費は四十万円前後に定められている。月額四十万円のうち、入院している老人が一割から三割を自己負担し残りが医療保険または介護保険より病院に支給されることになる。この四十万円を読者諸氏は高いと感じるか安いと感じるかどちらであろう。昨今は、並のビジネスホテルに宿泊するだけで一泊一万円程度の料金が必要になるのであるから、一ヶ月ホテルに素泊まりするだけで三十万円は出費するのである。それに比べれば、療養型の老人病院は、わずか四十万円程度の総費用で患者を病院に宿泊させるのみならず、一日三度の管理栄養食と週に二回程度の入浴サービスを提供し、二十四時間医師、看護師、介護士の目を患者に浴ぎつつ必要な医療・看護・リハビリ・介護も実施しているのである。

常識的に考えて、療養型の老人病院では日々の業務を全うするだけで人手も予算も使い果たし、手足の麻痺を有する寝たきり老人に対して昼夜を問わず二時間おきに体位変換を実施する余裕などあろうはずがないのである。それは、手足を麻痺した患者が急性期病院と回復期リハビリ病院を経て療養型病院へ転院した時点から褥瘡の危険に曝されることを意味する。しかし、すべての麻痺患者は、たとえば脳卒中発症後六ヶ月を経過すると急性期病院はもとより回復期リハビリ病院からも強制的に退院させられ、療養型病院・老健施設・特別養護老人施設・自宅のいずれかに移らなければならないわけであるから、どこに移ろうとも褥瘡のリスクはエアマット使用後でもつきまとうのである。

では、もし不幸にして手足の麻痺のある患者が療養型病床において褥瘡に見舞われたらどうなるのであろうか。療養型病院は、限られた人手と予算の中であらん限りの褥瘡対策を講じるのであるが、褥瘡感染に抗生物質を投与したり輸液を実施するだけでも病院の財政を圧迫する要因になりかねず、ほとんどの療養型病院や老健施設では定額かつ低額の診療報酬の枠組みに喘ぎながらプロスタンディン軟膏やフィブラストなどの高価な褥瘡治療薬を使用することも事実上不可能となる場合が多い。平ったく言えば、いかに有効な新薬が日本で認可されようとも、経済上の理由で療養型病院ではそれを必要な患者に投与できないというジレンマを抱えているのである。日本の療養型病院では、予算と人手が不足しているがために褥瘡が発症し、褥瘡の発症がさらに病院の予算と入手に負荷をかけるという悪循環が成立しているのである。

そこで私は、より安価で少なくともプロスタンディン軟膏やフィブラストと同等以上の効果が期待できる褥瘡治療薬の実用化を目指し、ジンセノサイドRb1軟膏の開発を製薬会社に提案したのであるが、私の理解によれば、今度はその濃度がかつて例がない程低すぎるために薬事行政で定められた品質管理が困難であるということと、すでにプロスタンディン軟膏やフィブラストなどの高価な先発薬が市場に出回っているが故に製薬会社としては開発リスクとベネフィットを勘案したときには開発に踏み切れないという趣旨の返答があった。ここでも、やはり薬事行政と市場原理の壁に阻まれて、褥瘡などの傷に苦しむ患者に安価かつ有効な皮膚外用剤を届ける機会が失われたのである。傷に苦しむ患者のことを考えたときに、本当に現状の薬事行政や市場原理が正しいと言えるのであろうか。あるいはこれで仕方がないと言ってなかば諦めの境地に達して良いのであろうか、と自問する日々が続いている。少なくとも行政組織の管理者にも褥瘡医療の悲惨な現場を見ていただくことが必要ではなかろうか。そして、人はだれも近い将来褥瘡（床擦れ）に苦しむ可能性があるのだということを肌で感じ取っていただくことを祈念して本項を終える。

（オ）皮膚の光老化に対する紅蔘の効果と医師不足

皮膚の光老化が主として紫外線暴露によりもたらされることはよく知られているが、近年地球大気圏に存在するオゾン層の破壊が進行して地上への紫外線照射量がとみに増加した結果、皮膚の光老化が助長されるのみならず皮膚癌の発症も多発することが懸念されている。前項の「傷に対する紅蔘の効果と褥瘡医療」の話でも述べたように、紫外線などの目に見えない光によっても皮膚に広義の傷が出来ることには変わりないので、皮膚組織再生作用を有する紅蔘エキス（具体的には紅蔘の粗サポニン分画）ならびにジンセノサイドRｂ1がこのような目に見えない光に帰因する皮膚の傷を修復することは想像に難しくない。ところで紫外線による皮膚の光老化とは具体的にどのような症状を指すのであろうか。おそらく、しみなどの色素沈着、しわ、皮膚のごわごわ感すなわち皮膚の肥厚、皮膚のはりの低下すなわち皮膚の弾力性の低下、などは万人が認める皮膚の光老化症状であろう。実は、これらの皮膚の光老化症状はマウスなどの実験動物に紫外線を短期間（二週間程度）または長期間（十三週間程度）照射することにより、ある程度再現することができるので、我々は紫外線照射マウスを用いて皮膚の光老化症状が紅蔘の投与により改善するか否かをしらべてみた（参考文献13、15）。その結果を簡単に解説しよう。紫外線の短期間照射を開始する二日前より同照射が終了するまでのおよそ十六日間、紅蔘エキス（具体的には正官庄高麗紅蔘精）を一日二回（朝夕）マウスに飲ませておくと、それを飲まさなかったコントロールのマウスと比較して、有意に紫外線による皮膚の色素沈着が改善した。

また、紫外線を長期にわたり照射されたマウスの皮膚に、高麗人蔘エキス（具体的には紅蔘の粗サポニン分画）またはジンセノサイドＲｂ１を外用塗布しておくと、それを外用塗布しないコントロールのマウスに比べて、有意に紫外線によるしわ形成、皮膚肥厚、皮膚弾力性低下が抑止された。これらの紫外線照射実験結果は、高麗紅蔘精または紅蔘が皮膚の光老化症状を改善しうることを物語っている。まさに高麗紅蔘精または紅蔘エキスは、皮膚の光老化に対しては、飲んで良し、塗っても良しという考えが成立するのかもしれないが、これについては今後臨床的に検証する必要があると思われる。

では、紅蔘はどのようなメカニズムによりマウス皮膚の紫外線障害を抑止するのであろうか。我々がこれまで調べた限りにおいても、紫外線による表皮の異常増殖、表皮基底層の細胞死（アポトーシス）、真皮コラーゲン線維の配列異常、表皮と真皮細胞の核酸ＤＮＡ傷害などが紅蔘エキス（紅蔘の粗サポニン分画）またはジンセノサイドＲｂ１の投与により改善されているので、やはりこのような多彩な作用を示す紅蔘やジンセノサイドＲｂ１が、特定の標的分子（すなわち体の特別な部品）に作用するとは到底思えないのである。なぜなら、もし紅蔘が特定の標的分子（体の特別な部品）にのみ作用するのであれば、その効果も多種多彩なものになり得ないと考えられるからである。

もっと突き詰めて考えてみると、脊髄損傷、脳卒中ならびに狭義の創傷と同様に、紫外線による皮膚の傷害（広義の創傷）においても決して特定の分子（体の特別な部品）がダメージを受けるのではなく、むしろ紫外線のエネルギーによって皮膚の表皮・真皮に無差別的なダメージを生じるのであるから、当然のことながら紫外線による皮膚傷害を修復する紅蔘ならびにその成分であるジンセノサイドRb1もそのような非特異的ダメージに対応するため特定の標的分子（すなわち特別な部品への作用）を持たない方が好都合なのではなかろうか。

ここで一つことわっておきたいのは、「一般的には、ほとんどの薬物が一つまたは複数の特定標的分子（すなわち作用の対象となる体の部品）を有しており、その標的分子（部品）との特異的結合を介して効果・効能を発揮すると考えられている」ということである。このような近代薬理学の一般的常識を私は決して否定するものではなく、この一般的常識が適用しないくらい紅蔘の効果・効能は多種多彩であると主張したいのである。

話は少し変わるが、一般的常識や大衆の言動・趨勢・流れに対して少しでも異を唱えることが日本社会においていかに困難なものであるかということを笑い話を例にとって紹介したい。平成十九年十一月に開催されたある大規模合同慰霊祭に私が出席したときの話である。慰霊祭というものは、通常故人に対して黙祷を捧げる行為に始まり、その後主催組織の代表者が慰霊の言葉を祭壇に向かって朗読するという段取りになっている。小さな異変はその直後に起きた。なんと、その代表者が一本の白い花を祭壇に手向ける際に一般的常識や慣例に反して、花を祭壇側に向けて置いたのである。その結果〝茎〟が参列者の方に向けられるということになったのである。

以後、慰霊の言葉を朗読したその他の著名人も一般参列者も、ある者は戸惑いながら、またある者は何ら疑問を抱く様子もなく、その代表者に倣い花を祭壇側にそして茎を参列者側に向けて一本ずつ献花したのである。その結果祭壇の前にはおびただしい茎の切り口が参列者に向かって並べられ、その絵にもならない祭壇を新聞社のカメラマンが何の疑問も抱かずにひたすら写真に収めるという事態が生じたのである。

私は、その時どうしたかというと、内心花の向きなどというものはどちらであろうともおそらく故人も許してくれるだろうと思いつつ、やはり新聞社のカメラマンには絵になる写真を撮らせてやる方が良いだろうと考え、花を参列者側にそして茎を祭壇側に向けて置いた。それを見た私の知人が、献花の一般常識もしくは慣例を思い出し、私に倣って花を供えたのである。

結局、大きな会館にぎっしり詰まった参列者の中で、献花の一般常識や慣例に従って行動したのは、私と私の知人二名だけであり、むしろ私たち二人が参列者全員から異端児扱いされたような気分に陥った。私はこのときに次の四つのことを感じた。すなわち（1）一般的常識や慣例などというものは、組織の代表者や当該領域のオーソリティ（権威者）によって、いとも簡単に覆るものである、（2）組織の代表者や当該領域のオーソリティ（権威者）が一般的常識や慣例を覆しても、大衆の多くはそれに異を唱えることなく従うことがあり得る、（3）しかも、組織の代表者や当該領域のオーソリティ（権威者）が一般的常識や慣例を覆したときに、一個人がそれに異を唱えて反対の行動をすることは極めて困難であり勇気のいることである、（4）組織の代表者や当該領域のオーソリティ（権威者）が提唱した一般的常識や慣例を、一個人が覆そうと試みるのは困難であるばかりではなく、そのような試みは時として当該個人を組織から疎外せしめることにもなりかねない、と言うことを痛感した。

慰霊祭の献花の向きに関する一般的常識などということは笑い話で済まされることだが、こと薬理学の一般的常識となると長い目で見れば人の健康や命に係ることにもなりかねないので、やはり一般的常識にはとらわれない柔軟な姿勢で臨むに越したことはないと私は考えている。日本人は一般的常識や慣例に従って大した疑問も抱かずに大衆とともに行動することを好む民族のように思えるが、皆と同じ行動様式を採用することは必ずしも安全を保証するものではなく、時に紛争を解決するため戦争あるいは武力衝突を招来するということを銘記すべきではなかろうか。

とはいうものの、かく申す私も、紅蔘成分ジンセノサイドＲｂ１やその化学的誘導体であるジヒドロジンセノサイドＲｂ１に関する論文を執筆するときは、できるかぎり薬理学の一般的常識に沿う形で実験データを整え、薬理学の一般的常識に基づいて論文を審査する委員（多くは同じ領域の国内外研究者で構成される）の心証を良くして論文を公表するように努めている。そういう努力の積み重ねが、紅蔘や紅蔘成分ジンセノサイドＲｂ１の効果効能を次の世代に伝えるのに役立つであろうし、その延長線上に薬理学の一般的常識を見直す機会も得られるのではなかろうかと私は考えている。

ただし、実験データは再現性と信頼度のあるもののみを公表することが肝要であり、実験データをどのように解釈して議論するかは、論文執筆者と審査委員の裁量に委ねられることを銘記されたい。従って、私共の論文には本書で述べられているような薬理学の一般的常識に反する記述はほとんど見られないのである。なぜなら、私共の論文でも実験データは薬理学の一般的常識に基づいて議論され、その内容のみが論文の考察（いわゆるディスカッション）として公表されるからである。

話を皮膚の光老化に戻そう。さきほど皮膚の光老化は紫外線によって加速されると申し上げたが、紫外線のような目に見えない光で生じた皮膚の光老化症状をくしくも別の波長の目に見えない光すなわちレーザーにより治療または処置するという手技が美容皮膚科領域で頻繁に実施されていることは読者も御存知であろう。しかし、ここで注意すべきは皮膚にレーザーを照射するだけでも目に見えない光のエネルギーにより皮膚に広義の傷が生じるという事実である。そこで、私は試しに自分自身の両腕に同じエネルギーのレーザーを照射し、片方の腕のレーザー照射部位には、紅蔘成分ジンセノサイドRb1を含有するワセリン軟膏を塗り、もう一方の腕のレーザー照射部位にはワセリンのみを塗ってみた。ワセリンのみを塗布したレーザー照射病変では、速やかに照射部位の輪郭が不鮮明となり、病変部位が拡大するいわゆる膨疹の出現がみられた（図7左側）。膨疹とは、創傷などの皮膚の病変部に生じる炎症性の浮腫（むくみ）と考えてよいであろう。

一方、ジンセノサイドRb1を含有するワセリン軟膏を塗布したレーザー照射部位では、その輪郭がくっきりと肉眼的に同定できる状態が持続した。すなわち、ジンセノサイドRb1を外用塗布したレーザー照射部位には皮膚組織の浮腫（むくみ）すなわち膨疹が生じにくいということが観察されたわけである（図7右側）。それればかりでなく、ジンセノサイドRb1を含有するワセリン軟膏をレーザー照射部位に塗布すると、ワセリンのみを塗布した場合に比べて、明らかに〝焼けつくような疼痛（痛み）〟の持続時間が短くなったのである。ちなみに、〝ジーンジーン〟ということばで表現される〝焼けつくような痛み〟は、C－ファイバーという伝導速度の遅い知覚神経線維により感受されると言われて

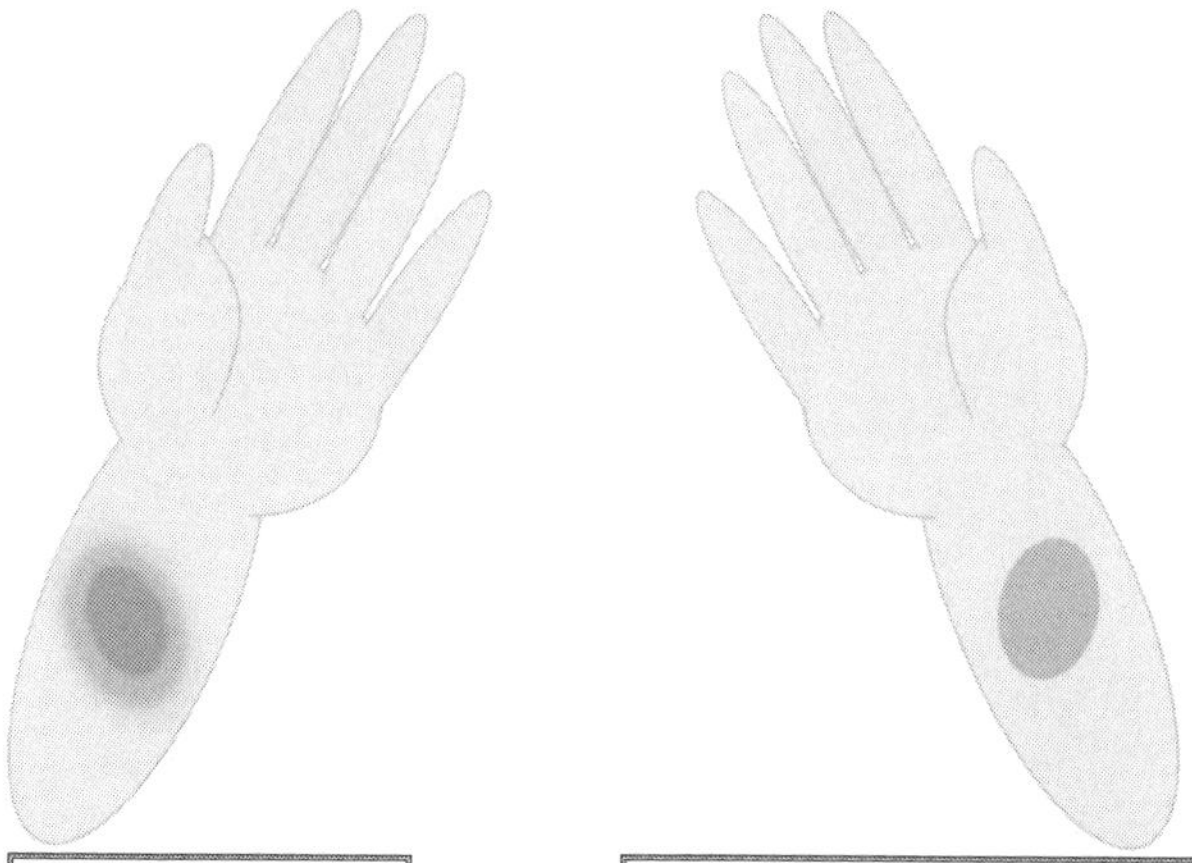
ワセリン
レーザー照射部位のアウトラインが不明瞭
レーザー照射部位のアウトラインがほぼ明瞭

図７
ヒトのレーザー照射病変に対するジンセノサイドＲｂ１含有ワセリン（軟膏）の効果

いるので、私はジンセノサイドＲｂ１がＣ―ファイバーと呼ばれる知覚神経線維の活動性を低下させるのではないかと考えている。

実は、Ｃ―ファイバーという知覚神経線維は痛みのみならず痒みをも伝達することが知られているので、もしジンセノサイドＲｂ１がＣ―ファイバーの活動性を低下させるのであれば、ジンセノサイドＲｂ１を皮膚に外用塗布することにより皮膚の痒みを軽減する可能性もあるわけである。確かに私自身はジンセノサイドＲｂ１を含有する外用剤を蚊に刺された直後に刺入部へ塗ると痒みが軽減されることを経験しているが、痒みについては私も客観的な指標を持ち合わせていないので、ここではそれが今後の臨床研究テーマになり得ることを提唱するのみにとどめおきたい。

レーザー照射部位に限らず皮膚の熱傷でも、

病変の浮腫（むくみ）もしくは拡大に加えて焼けつくような疼痛が出現することはよく知られている。もちろん、熱傷のモデル動物を用いた実験でも、紅蔘成分ジンセノサイドRb1の外用投与により、熱傷病変の拡大が抑止されることは客観的に確認できるが、熱傷による疼痛が軽減されるか否かを動物実験で判断するのはかなり難しい。ただ、もしジンセノサイドRb1がさきほど述べたようにC―ファイバーという知覚神経線維の活動性を低下させるのであれば、C―ファイバーの末端から分泌される神経伝達物質もジンセノサイドRb1により減少するはずである。

この神経伝達物質は具体的にはP物質と呼ばれるものであるが、これなら実験動物でも簡単に測定できるのである。そこで我々の研究室において熱傷マウスの病変部にジンセノサイドRb1を外用投与して熱傷病変部から滲み出してくる液（いわゆる滲出液）のP物質を測定した所、ジンセノサイドRb1を投与しない場合と比べて、有意にP物質の量が少ないことが判明したのである（参考文献12）。おそらく、紅蔘成分ジンセノサイドRb1は痛みや痒みを伝えるC―ファイバーという神経線維の活動性を低下させることにより、同神経線維終末からのP物質放出を抑止するものと考えられる。実は、P物質そのものが皮膚病変の浮腫（むくみ）や痒みを助長するという研究データも見受けられるので、ジンセノサイドRb1はこのP物質の分泌抑制作用を介して、レーザー照射部位の浮腫すなわち膨疹を防ぐという魅力的なストーリーも展開できるのである。

このように、私自身の両腕にレーザーを照射した上で紅蔘成分であるジンセノサイドRb1を外用塗布して膨疹の程度や疼痛持続時間をしらべるだけで、動物実験データと相まって、紅蔘成分ジンセノサイドＲｂ１による疼痛・痒み・浮腫（むくみ）の制御という大きなテーマに遭遇するのであるから、まさに紅蔘は医学研究者の知的好奇心を掻き立てる生薬と言える。とは言っても、どなたにでもジンセノサイドＲｂ１を含有する皮膚外用剤を塗るわけにはゆかないので、私は当面私の目の届く範囲の親しい人たちにのみ必要に応じてそれを塗るようにしている。

さきほど美容皮膚科でのレーザー治療の話をしたが、実は〝美容〟の流行が医師不足の一因になっていることを読者諸氏はお気付きであろうか。日本人というのは不思議なもので癌の手術を受けた後で自己負担分として月額十万円でも病院に支払おうものなら「高い」という不平をもらす方が随分多くおられるが、その一方で美容皮膚科でレーザーによる〝しみ取り〟治療やケミカルピーリングを実施する対価として十万円を支払っても「高い」とつぶやく御仁はほとんどおられない。医療機関としては、癌の手術を実施した場合自己負担分に加えてその二・四倍から九倍程度の診療報酬を得られるのであるが、そのような診療報酬や患者の自己負担分はほとんど癌の手術を実施するチーム全体の必要経費と相殺されるため、実際に癌の手術を執刀する医師が経済的に潤うことはあまりなく、むしろ外科医は癌手術に伴う命のリスクと手術結果が不首尾に終わったときの訴訟リスクを背負うことになるのである。

しかし、美容皮膚科でレーザー治療やケミカルピーリングを実施するのであれば、そのようなリスクはほとんどなく一人の医師が一日十人以上もの患者を受け持つことも容易である。もちろん、癌の手術を実施する医師と美容皮膚科診療に従事する医師とではどちらがより苛酷な長年の修練を必要とするかは誰にでも理解されよう。十年以上にもおよぶ苦しい下積みの修業を経て癌手術を担当するようになった医師が、それよりもはるかに短い修練で事足りる美容皮膚科担当の医師よりも、冷遇され重責を背負っているという現実を読者諸氏はご存じだろうか。この待遇の悪さと責任の重さは、外科医のみならず内科・産科・小児科・麻酔科・脳外科・整形外科・泌尿器科・救急救命科などのあらゆる病院勤務医ならびに私を含む医科大学の教育研究者におよんでいるのである。これでは、やがて医療保険制度と低コスト教育診療の枠組みの中で疲れ果てた医師や教育研究者が、美容皮膚科など枠の外に逃げ出すのは必定である。

かつて私は、ジンセノサイドRb1を美容皮膚科診療に応用することを希望する皮膚科医（共同研究者）とともに俗にいう〝美容皮膚科実践セミナー〟に参加したことがあるが、そのセミナー参加者の中に産婦人科医師や麻酔科医師が形成外科医と皮膚科医に交って多数いたことを覚えている。おそらく、本来医療の中枢を担うべき産婦人科医や麻酔科医なども、その苛酷な職場環境と訴訟リスクを回避するため、美容皮膚科や美容外科の分野に移動しているのであろう。そればかりでなく、卒後臨床研修を終えた若い医師も、冷遇と訴訟リスクに脅かされる外科・内科・小児科・産婦人科などのいわゆるメジャーの診療科を敬遠しリスクの低い眼科・皮膚科・形成外科・美容外科・精神科などのマイナーの診療科を専門として選択するようになったのである。

そうなると、高齢化が進む外科・内科・小児科・産婦人科などの現役医師は後継者不足のためいつまでたっても苛酷な勤務から開放されず、疲れ果てて職場から離脱するのである。そして、残された医師はさらに疲弊するという悪循環が形成され、医療はその中核を担うメジャー診療科の医師不足により崩壊しているのである。

あとで述べるが、最も深刻なのは、医療崩壊によりメジャー診療科の医療技術が次世代に伝えられないことである。「衣食足りて礼節を知る」という格言があるが、医師といえども自分自身や家族をも守れない状況に追い込まれれば〝衣食が足りなくなる〟のであるから、すべてを投げ捨てて防御策を講じざるを得ないのである。市場原理主義やリスクとベネフィットという概念がこの国のあらゆる分野に浸透したために、もはや医師が「志」をもてない時代に突入したのであろう。

平成二十年頃に私の共同研究者である若き皮膚科医師が、美容皮膚科クリニックを開業して一年もたたないうちに診療繁多を理由にして、ジンセノサイドRb1に関する共同臨床研究を放棄し、その一方で日常診療におけるジンセノサイドRb1の使用継続を希望したときに、私は〝衣食が足りない〟場合には医師といえども「志」がいとも簡単に消失することを痛感した。おかげで、私の臨床研究は大きな遠回りを余儀なくされたのであるが、その根底には日本人の価値観の変容があるだけに如何ともしがたいのではあるまいか。日本人が劣化したのでなければ幸いである。

（カ）紅蔘成分ジンセノサイドRb1は移植用ヒト皮膚細胞を凍結保存するのに役立つ
——iPS細胞研究の問題点

ヒト皮膚の細胞の中でもっとも代表的なものは表皮（表面の薄皮部分）のケラチノサイトである。表皮ケラチノサイトはヒトの皮膚から採取して人工的に培養することが可能であり、その後多数の表皮ケラチノサイトを互いに接着させていわゆる移植医療用の培養皮膚シートを作成するわけである。この移植医療用の培養皮膚シートは、患者自身の皮膚細胞から作られるので移植による拒絶反応が起こることもなく、安全に広範囲熱傷や表皮水疱症の治療に用いられる。

改めて言うまでもなくこの培養皮膚シートは極めて高価なものであり、当然のことながらその原材料である表皮ケラチノサイトも大変貴重なものである。しかし、貴重なヒト表皮ケラチノサイトを効率よく冷凍保存することがこれまでは極めて困難であった。移植医療の現場では、培養皮膚シートを作成する際に残った表皮ケラチノサイトを冷凍保存し、後日適切なタイミングで再びそれを解凍して培養皮膚シートを作るという操作がくり返されてきたわけであるが、既存の細胞冷凍保存液を使用した場合には表皮ケラチノサイトを1回凍結解凍しただけで少なくとも二十パーセント程度の表皮ケラチノサイトが死滅する。一般に表皮ケラチノサイトは、有効利用するため複数回凍結解凍されるので、最初に百パーセント生存していた表皮ケラチノサイトは一回の凍結解凍で八十パーセント程度に目減りし、二回目の凍結解凍でさらに八十パーセント×〇・八＝六十四パーセントに減少し、三回目の凍結解凍で五十一・二パーセントに、四回目の凍結解凍で四十・九六パーセントに減少することになる。これでは貴重なヒト表皮ケラチノサイトを効率よく移植医療に提供することは困難であると言わざるを得ない。

ところが、既存の細胞冷凍保存液の中に紅蔘成分ジンセノサイドＲｂ１を少量添加した上で、ヒト表皮ケラチノサイトを凍結し、その後解凍すると、ヒト表皮ケラチノサイトの死滅はほとんど起こらず、九十九パーセント程度の表皮ケラチノサイトが生存して培養皮膚シート作成に使用できることが判明した（参考文献27）。このことは、たとえヒト表皮ケラチノサイトの凍結解凍を四回くり返しても、ジンセノサイドＲｂ１を既存の細胞冷凍保存液（凍結細胞保存液ともいう）に少量添加しておけば、ヒト表皮ケラチノサイトの減少がほとんど起こらずおよそ九十六パーセントの表皮ケラチノサイトが培養皮膚シート作成用に維持できることを物語っている。すなわち、紅蔘成分ジンセノサイドＲｂ１により移植医療用の培養皮膚シート作成効率が上限に近いところまで改善され得ることが判明したのである。

では、なぜジンセノサイドＲｂ１はヒト表皮ケラチノサイトを凍結傷害から守ることができるのであろうか。このことを考える前に、まずは細胞凍結の際に、ヒト表皮ケラチノサイトの細胞膜が氷の結晶によって機械的に傷つくことを述べることにする。細胞の中と外を隔てる壁のような役割をしている細胞膜は主として脂質二重層（油の二重層）からできているので、脂質（油）は水をはじくという格言通り、細胞膜そのものは水との親和性が乏しいと考えてよい。しかし、細胞膜の脂質二重層のすぐ外側には、多数の親水性糖蛋白や糖脂質が脂質二重層から突出するような状態で存在していわゆる細胞の糖衣を形成しているのである。さながら、表面が薄く柔らかいゴムボールに多種多様な旗差し物が刺さっており、ボールが細胞、ゴムが細胞膜、旗差し物の長短入り交じった竿が蛋白や脂質、色とりどりの多形性の旗が糖のチェーン（糖鎖）といったところであろうか。だから、糖衣とは薄く柔らかいゴムボールの表面に突き立てられた雑多な旗差し物のようなものであると考えれば良い。

当然のことながらこの糖衣には、脂質二重層から突出した親水性糖蛋白や糖脂質の間すなわち多種多様な旗差し物の間を埋め尽くすように水の分子が存在している。このような状態でヒト表皮ケラチノサイトなどの細胞が冷凍もしくは凍結されると、糖衣の中に埋め尽くされた水の分子が氷に変わる際に結晶化し体積が増すのである。この膨張結晶化した氷により脂質二重層からなる細胞膜（すなわちゴムに相当する部分）が物理的もしくは機械的に損傷を受けた結果、ヒト表皮ケラチノサイトを解凍した際に傷ついた細胞膜の表面が図8Aのごとく凹凸不整になり、やがてそのような細胞膜が破裂して多くの表皮ケラチノサイトは死滅するのである。したがって、ヒト表皮ケラチノサイトなどの細胞を凍結傷害から守るためには、細胞の糖衣（すなわち多種多様な旗差し物）の中に埋め尽くされた水の分子をまんべんなく排除して細胞膜（薄くて柔らかいゴムに相当する部分）から遠ざける必要があるのである。そのようなことができる化合物があるとすれば、それは細胞膜表面（薄くて柔らかいゴムに相当する

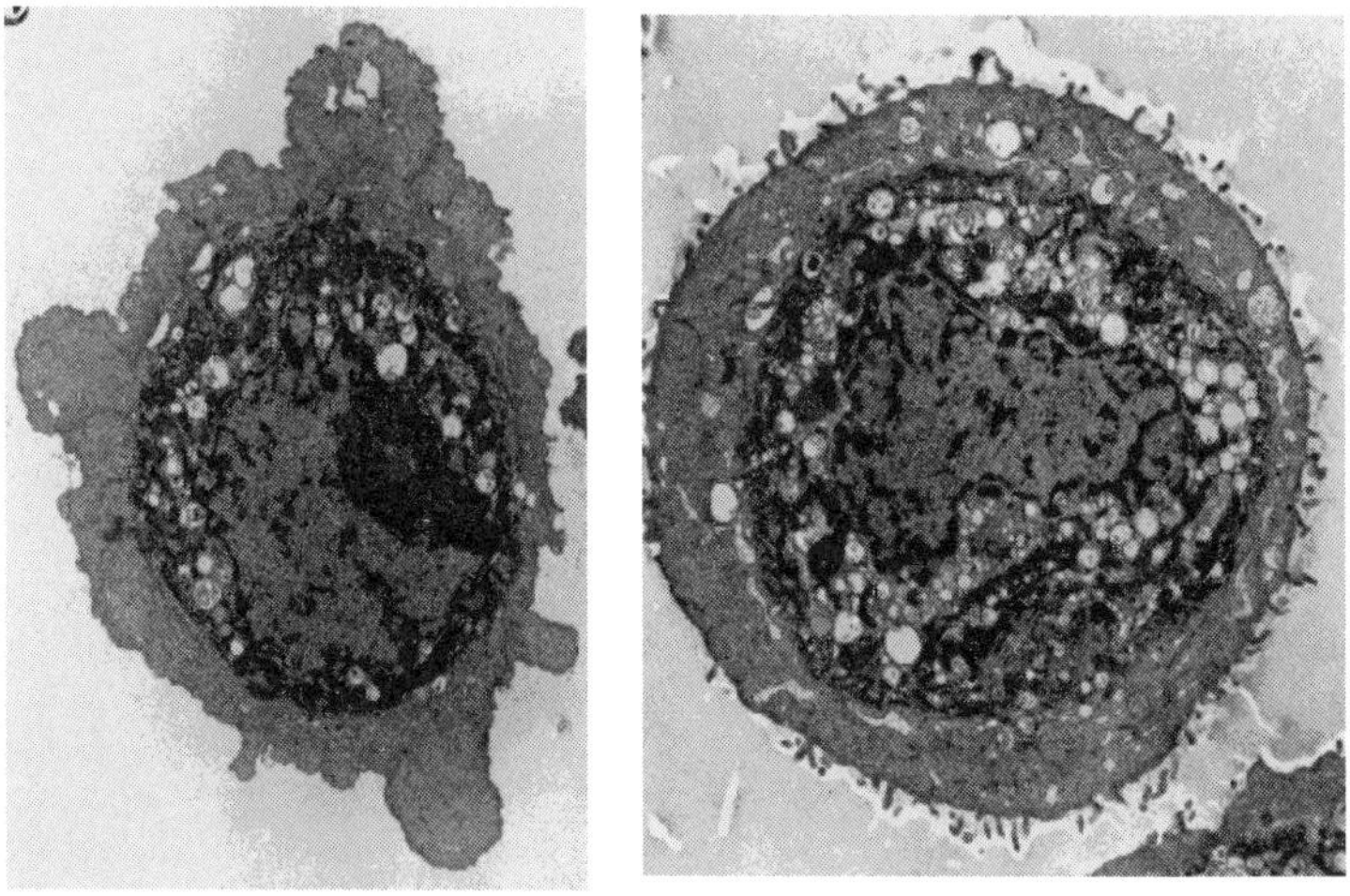

A. コントロール　　B. ジンセノサイドRb1

図８
ヒト皮膚細胞の凍結解凍傷害に対するジンセノサイドRb1の効果

部分）の特定の標的分子もしくは受容体（すなわち特定の部品）に結合するものであるとは考えにくい。なぜなら細胞膜表面の特定標的分子もしくは受容体に結合する化合物では、細胞糖衣の全周にわたって（すなわちすべての旗差し物の間に）埋め尽くされた水の分子を、一部は排除できてもまんべんなく一律に排除することは困難であるからである。

ここまで述べたところで次にジンセノサイドRb1を既存の凍結細胞保存液に添加した上でヒト表皮ケラチノサイトを凍結解凍してみると、表皮ケラチノサイトの形はどのようになるのかを見てみよう。何と、図８Bのごとくヒト表皮ケラチノサイトは凍結解凍後も細胞膜表面の凹凸不整などほとんどなく丸い形を維持しており、しかも丸い細胞膜表面から微絨毛と呼ばれる非常に細い正常の突起も出ている。

このように凍結解凍後もほぼ正常の細胞形態を維持する限り、ヒト表皮ケラチノサイトは互いに接着することが可能となり良質の移植医療用培養皮膚シート作成に効率よく使用され得るのである。紅蔘成分ジンセノサイドRb1を添加していない図8Aと添加している図8Bを比較してみると、ジンセノサイドRb1がヒト表皮ケラチノサイトの凍結傷害を細胞全周にわたってまんべんなく抑止しているのが見て取れる。このことはとりも直さず、紅蔘成分ジンセノサイドRb1が、ヒト表皮ケラチノサイトの糖衣（すなわち旗差し物の間）に埋め尽くされた水の分子を糖衣の外側に排除しながらジンセノサイドRb1自身が糖衣の中（すなわち旗差し物の間）に入り込み、表皮ケラチノサイトを糖衣（旗差し物）とともに包み込んでいることを物語っている。紅蔘成分ジンセノサイドRb1がこのようなユニークな作用を示すためには、ジンセノサイドRb1そのものの化学構造の中に4分子の糖が含まれることと関わりがあると推測されるが（図1）、詳細については割愛させていただく。

ただ、ここで読者に強調したいことは、紅蔘成分ジンセノサイドRb1が単にヒト表皮ケラチノサイトの糖衣の中（旗差し物の間）に入り込み、糖衣内部（旗差し物の間）の水分子を細胞膜（薄くて柔らかいゴムに相当する部分）の外側に移動させて表皮ケラチノサイト全体を遠巻きに包み込むだけであるということである。したがって、紅蔘成分ジンセノサイドRb1がヒト表皮ケラチノサイトの細胞膜表面に存在する特定の標的分子や受容体（すなわち特定の部品）に結合して、細胞内の情報伝達系や遺伝子の機能（すなわち細胞内のイベント）に積極的に影響を与えるとは考えにくい。では、表皮ケラチノサイトなどの細胞を遠巻きに包み込むだけで、なぜジンセノサイドRb1は脳梗塞、脊髄損傷、創傷ななどに優れた効果を示すのであろうか。この疑問に対する答えは紅蔘の薬理作用の本質にも関わることなので次項で述べることにする。

少し視点を変えて、高麗人蔘（和名：オタネニンジン）という植物の立場から、ジンセノサイドRｂ1の凍結細胞保護作用について考えてみよう。まさか高麗人蔘は人様の表皮ケラチノサイトという移植医療用細胞を凍結傷害から守るためにジンセノサイドRｂ1を作っているわけではあるまい。高麗人蔘は、高麗人蔘という植物そのものが生存する上で必要であるが故にその根においてジンセノサイドRｂ1を作っていると考えるのが自然であろう。

では、高麗人蔘は何故ジンセノサイドRｂ1を作るのであろうか。これはあくまでも私の推測であるが、冬場は高麗人蔘が栽培される北緯三十八度線付近の温度変化が著しく、凍てつくような氷点下の気温になるかと思えば一転して暖かくなるという日々が続くので、高麗人蔘は大切な根の部分が寒暖の差により傷まないようにするためジンセノサイドRｂ1を作っているのではないかと思われる。この推測を支持する事実として、ジンセノサイドRｂ1を始めとする三十種類以上ものジンセノサイド化合物が高麗人蔘の根の表面近くに集中して存在し、芯の部分にはあまりみられないということがあげられる。おそらく、高麗人蔘という植物は、厳しい環境の外界と接する根の表面近くにジンセノサイド化合物を多量に含むことによってその根を守り、長い年月を生き抜く術を獲得しているのであろう。

我々人間は、この高麗人蔘の長期生存戦略を都合よく拝借して、高麗人蔘を蒸熟して天日乾燥させた紅蔘を医薬品もしくは健康食品として利用しているのである。ただし、高麗人蔘の根を加工して医薬品もしくは健康食品として使用する場合には、その根の表面近くにジンセノサイド化合物が多量に含まれていることを考慮して、根の皮を剥かずに使用することが肝要である。その意味で、高麗人蔘（和名：オタネニンジン）六年根を皮を剥かずにそのまま蒸熟して天日乾燥させた紅蔘や、それを煎じて作られる高麗人蔘エキス（高麗紅蔘精）は、医薬品や健康食品として理に叶ったものであると言える。

巷には、〝高麗人蔘含有〟と称する健康食品や化粧品等が多数見受けられるが、その中には高麗人蔘の根の皮を剥いたものを使用しているものもあれば栽培年数が六年よりも短い高麗人蔘を原材料として加工したものもあり、あげくの果てには高麗人蔘の根ではなくその実や葉を用いるものもあるので、消費者自身が〝高麗人蔘含有製品〟の品質を厳密に見極めた上で使用することが大切である。異なる品質の〝高麗人蔘含有製品〟を服用もしくは外用して「効いた効かない」と論ずるのは、いらざる混乱を招くだけである。高麗人蔘六年根の皮の部分にジンセノサイド化合物が多く含まれるということを知ってからというもの、私は根拠がないということを認識しながらもその他の野菜や果物についてもできる限り皮を剥かずに食べるようにしている。

これまで、ヒトの皮膚から採取して培養に供した表皮ケラチノサイトに対して、紅蔘成分ジンセノサイドRb1は優れた凍結傷害抑止作用を示すことを述べたが、この作用はあくまでも増殖能に乏しい正常のヒト表皮ケラチノサイトに対するものであることを銘記されたい。医学部の研究室と言えども、ヒトの皮膚から採取した貴重な表皮ケラチノサイトを使用するのには限りがあるので、そのかわりにＨＥＫ２９３細胞などの増殖能が高い不死化細胞を用いて培養実験を行うことが多い。このような不死化細胞は適切な培養条件を設定すれば腫瘍細胞のようにいくらでも分裂増殖するので、いつでも必要なときに実験に使用することができ研究者にとっては便利なツールとなる。

日頃は腫瘍細胞に類似した特性を有する不死化細胞が何の躊躇もなく実験研究に用いられ、そこから得られた実験結果があたかも普遍的な科学的事実であるかのごとく公表されることに大きな疑問を抱かなかった私も、紅蔘成分ジンセノサイドＲｂ１が不死化細胞の一つであるＨＥＫ２９３細胞の凍結傷害を軽減するどころかむしろ助長するという実験データを得たときには驚きを隠せなかった。ＨＥＫ２９３細胞などの不死化細胞を用いて得られた分子生物学研究データは一流国際誌にも多々公表されており、それに基づいて新たな研究計画が立案され時には創薬の戦略までも練られるということに思いを馳せると、我々研究者は某大な人的物的投資をしながら細胞の相異も斟酌せずに分子生物学研究データバンクという砂上の楼閣を築いているのではなかろうかという不安が脳裏をかすめたのである。とは言っても、まず考えるべきことは紅蔘成分ジンセノサイドＲｂ１が凍結されたヒト表皮ケラチノサイトとＨＥＫ２９３細胞に対してなぜ相反する作用を示したのかということであろう。紅蔘成分ジンセノサイドＲｂ１は、ヒト表皮ケラチノサイトという細胞の糖衣（旗差し物の間）に入り込み、糖衣（旗差し物）の外側に水分子を移動させながら同細胞をまんべんなく包み込むことができても、ＨＥＫ２９３細胞の糖衣（旗差し物）に対してはそのようなことができないと考えるのが自然であろう。

つまるところ、ジンセノサイドＲｂ１は、分裂増殖能の乏しい正常ヒト表皮ケラチノサイトの糖衣

（旗差し物）と分裂増殖能の高いHEK293細胞の糖衣（旗差し物）の違いに応じて相反する作用を示したということになる。もっと突きつめて考えれば、二種類の細胞の糖衣（旗差し物）に含まれる糖鎖（旗）の相異を紅蔘成分ジンセノサイドRb1が化学的に識別するということになるかも知れない。

一般に分裂増殖能に乏しい成熟細胞と分裂増殖能の高い腫瘍細胞とでは糖衣（旗差し物）に含まれる糖鎖（旗）にも相異があると言われているので、もしジンセノサイドRb1が糖鎖の違いを化学的に識別することができるのであれば、ジンセノサイドRb1は成熟細胞をつつみ込むように保護して余計な外的ストレスを軽減し、腫瘍細胞に対しては少なくともそのような保護作用を示さないということになる。このことはあとで述べる「紅蔘と癌」の話にも関連するので心にとどめておいていただきたい。

今一つ心にとどめていただきたいことは、紅蔘成分ジンセノサイドRb1がヒト表皮ケラチノサイトなどの正常細胞を包み込むように保護するものの、細胞膜表面の特定標的分子もしくは受容体（すなわち特定の部品）に結合して積極的に細胞内情報伝達系を賦活したり遺伝子発現（すなわち細胞内のイベント）を調節するなどということは考えにくいということである。以上の二つのコンセプトをもとにして、次項で紅蔘もしくは紅蔘成分ジンセノサイドRb1の薬理作用について述べるが、その前にヒト皮膚細胞を原材料とするiPS細胞（人工多能性幹細胞）研究の問題点につき私見を紹介したい。

私の理解では、iPS細胞はヒト皮膚線維芽細胞に外部から四種類以下の遺伝子を導入していわゆる先祖返り（学術的には初期化または脱分化）をさせたものである。先祖返りしたiPS細胞は、神経細胞や心筋細胞にも分化するので将来脳神経の病気や心臓病を有する患者などにも移植できるということであろう。私は分子生物学や遺伝子の研究には疎いので素人の立場でしかiPS細胞のことを論じることはできないが、私に言わせれば「ひとたび皮膚という婚家に嫁いでそこで天寿を全うしようとしている細胞を無理に引きはがし、厚化粧どころかその性質（学術的には形質）までも転換させて脳神経や心臓などの他家に嫁がせよう」と企てるのであるから、自然の摂理に反する筋の悪い考え方である。皮膚細胞も生き物であるので、生き物を研究者の都合で形質転換させればやはりどこかで〝ほころび〟が生じ、いつ何時形質転換させられた細胞が古巣の皮膚を思い出して皮膚細胞に逆戻りするかわからないと予測するのが自然である。

それにしても最も気の毒なのは、なまじ一流国際誌にiPS細胞研究成果が掲載されたばかりに、それを真に受けた日本のメディアに持ち上げられ、米国に比べれば雀の涙とも言うべき研究予算を配分されて国際学術競争に立ち向かわなければならない研究者である。私は個人的にはiPS細胞研究を支持するものではないが、その可能性を必ずしも否定するものでもないので、ひたむきに夢のあるiPS細胞研究に没頭する人々をもう少し積極的に下支えしても良いのではないかと感じている。

とにかく、この国はいつの時代においても、自己を顧みず何かに向かってひたすら努力する人々を援助するという姿勢に乏しいように思えてならない。個人の犠牲の上に事を運ぼうとするこの国の体質が、医療崩壊をも招いているということをそろそろ認識すべきときである。このままでは、高等教育と学術研究も崩壊するであろう。

私は、ヒト皮膚細胞を冷凍保存する際に紅蔘成分ジンセノサイドRb1を用いて保存効率を上げるのは、あくまでも将来の皮膚病治療を円滑に進めるためであり、それが多少なりとも自然の摂理に叶う医療であると考えている。iPS細胞の原材料としてヒト皮膚細胞を冷凍保存するのであれば、その際にはジンセノサイドRb1を用いて保存効率を上げる必要はないかも知れない。なぜなら、ヒト皮膚細胞の冷凍保存効率が多少悪くとも、ひとたび皮膚細胞からiPS細胞が作られれば、それが理論上際限なく分裂増殖するのであるから、原材料はさほど重要ではなかろう。ただし、iPS細胞から作られた神経細胞などは理論上分裂能力は低く高価であるので、それらの冷凍保存にはジンセノサイドRb1を利用する価値がある。それにしても人工的に際限なく分裂増殖するようにされたiPS細胞を医療に使うのは、私に言わせると気持ちの悪い話である。

シャーレの培養液の中で、人工のiPS細胞からさらに人工的な操作を加えて作られた神経細胞もどきや心筋細胞もどきが、本来我々の体にある神経細胞や心筋細胞とまったく同じものであると証明できるのであろうか。シャーレの中の培養細胞というものは、たとえば培養液の中に含まれる血清を変えただけでも時々形質転換することがあるので、iPS細胞からシャーレの中で人工的に作られた神経細胞もどきや心筋細胞もどきが人体への移植後に血液（血清を含む）や組織液と接触したときに何が起こるか予測がつかないのである。特に、人工の上に人工を重ねて作られたバラバラの神経細胞もどきを脳卒中や脊髄損傷などの脳神経疾患に苦しむ患者に移植したところで、破綻した巨大ネットワークシステムとも言うべき病的脳神経組織がシステムとして回復するとは到底思えないが、これについてはあとでメディア報道の在り方も交えて詳述する。

重ねて申し上げるが、私はｉＰＳ細胞研究で国中が一方向に流れることに水を差すつもりはなく、むしろその可能性と限界を一日も早く冷静に見極めるために米国に匹敵する速やかな投資が必要であると申し上げているのである。

（キ）紅蔘の薬理作用の本体は何か
——未病学による医療コスト節約のすすめ

もし、ある人が窮地に陥って心身ともに疲れ果て存亡の危機に見舞われた時にはどのようにしてその人に援助の手を差し延べればよいのであろうか。

一つの方法は、窮地に陥った原因を特定し、それを排除することにより存亡の危機にある人を救うことであろうが、いつでもこの方法が選択できるとは限らない。なぜなら、窮地に陥った原因を必ずしも特定できるわけではないし、たとえ特定できてもそれを排除することが不可能であることが多々あるからである。

今一つの援助方法は、存亡の危機に見舞われた人を親しい第三者がやさしく抱きしめ休養を勧めることである。この方法は劇的な効果を発揮するとは言い難いが、やさしく抱きしめられて休養をとることができた人は程度の差こそあれ自らの力で存亡の危機から脱出しようと試みるのではなかろうか。もちろん、その場合でも力およばず存亡の危機を乗り越えられない人がいることも忘れてはならない。読者諸氏が存亡の危機に陥った時には、その原因をピンポイントで指摘されて速やかに改善することを強いられるのと、そうではなく親しい人たちに見守られて自力で回復を試みるのとでは、どちらを好ましいとお考えだろうか。

ヒトはおよそ六十兆個の多種多様な細胞から構成されているると言われているが、少々哲学的な表現を用いれば、ひとつひとつの細胞も人と同様に生命活動を営んでおり、個々の細胞が存亡の危機に見舞われたときには、人に対する場合と同様に2通りの援助方法が考えられるのではあるまいか。

一つの方法は、存亡の危機をもたらした原因をつきとめ生死の境にある細胞を救うため、その原因を除去するかもしくは同細胞に特異的に作用する薬物や遺伝子を与えることであるが、通常このような方法では存亡の危機にある細胞のみが治療対象となるため、その効果は優れたものであっても限定的なものとなる。また、当然のことながら存亡の危機をもたらした原因を特定できても、その原因を排除して生死の境にある細胞を救うことのできる薬物や遺伝子がいつも利用できるとは限らない。

二つ目の方法は、紅蔘成分を用いて存亡の危機にある細胞を含め六十兆個の多種多様な細胞すべてを程度の差はあれ包み込むというやり方である。この方法だと、力尽きて死滅する細胞はあるだろうが、残りの細胞すべてが包み込みの効果で自律的に存亡の危機から脱出するための営み（反応）を呈すると考えられる。個々の細胞が示す反応は軽微なものであろうが、それが数十兆個のオーダーで結集した場合には優れた効果を個体にもたらすのではあるまいか。

紅蔘や紅蔘成分を実験動物そのものに投与したときには目を見張るような優れた効果が確認できるのに、実験動物から採取した一種類の細胞を分離培養して、シャーレの中で紅蔘や紅蔘成分の効果をしらべようとしても必ずしもうまく行かないことをしばしば我々は経験するが、これはまさしく紅蔘が特定の細胞にのみ強力に作用するのではなく個体内にシステムとして組み込まれた多種多様なすべての細胞に程度の差はあれ好ましい効果を及ぼすことを物語っている。その結果、紅蔘および紅蔘成分は個体に投与された時に優れた薬理作用を発揮し、培養実験ではさしたる効果を示さないということが起こり得るのである。

とかく生命科学者は、細胞の培養実験から薬理学的研究をスタートさせる傾向にあるが、私はそのようなことをせず、まずは動物丸ごと（すなわち個体または生体）を用いた実験で確実な効果が検出できるかどうかを見極めた上で、その後の研究計画を立てるようにしている。逆に言うと、いくら細胞培養実験で優れた作用が検出されても、動物丸ごとを用いた実験で効果が認められない化合物又は薬物は研究テーマにならないというのが紅蔘研究に従事してきた私の見解である。

紅蔘および紅蔘成分が六十兆個の多種多様な細胞を包み込むということに関連して忘れてはならないことは、このような包み込みにより細胞に外部からの刺激が多少なりとも入りにくくなり細胞のエネルギー消費が減少するということである。おそらく、個々の細胞が包み込まれることにより細胞同士の接触もしくは接着も程度の差はあれ少なくなると考えられる。しかも、紅蔘および紅蔘成分は個々の細胞を包み込むだけであり、細胞内情報伝達系や細胞内遺伝子の機能（すなわち細胞内のイベント）に能動的な影響を与えるとは考えにくいので、副作用も生じにくいのである。要するに、細胞を糖衣の部分で外側から包み込むだけで細胞を休養させ、細胞内の様々なイベントには積極的に立ち入らず細胞のことは細胞自身に任せるというのが、紅蔘および紅蔘成分ジンセノサイドRb1の薬理作用の本体であると私は考えている。だからこそ、歴史的に見て高麗人蔘は漢方処方において長期投与が可能で副作用が出にくい〝上薬（君薬）〟に位置づけられており、特に高麗人蔘を蒸熟して天日乾燥させた紅蔘は、東洋医学で言うところの〝証〟（おそらく個人の体質もしくは遺伝的素因）を選ばず服用できるのである。

では、以上述べてきた紅蔘成分の薬理作用にかかわる基本的な考え方により、紅蔘および紅蔘成分が脊髄損傷、脳梗塞、創傷、光老化の治療または改善に有効であるということを説明できるのであろうか。また、紅蔘はこれまで抗癌剤の副作用を軽減したり、冷え症、血色不良、不眠症、風邪、食欲不振、便秘症、肉体疲労などの不定愁訴にも有効であるという報告が見受けられるが、これらの紅蔘の多彩な効果・効能のメカニズムについても、前記の基本的な考え方により説明することが果たして可能であろうか。

本項ではまず、脊髄損傷・脳梗塞・創傷・光老化などの改善又は治療が紅蔘の細胞包み込み作用により説明できることを紹介し、その後（1）冷え症・血色不良・不眠症、（2）風邪、（3）食欲不振・便秘症・肉体疲労、（4）癌についても私見を交えながら解説してみたい。

脊髄損傷

脊髄のある分節が交通事故やスポーツ外傷などにより機械的・物理的な圧力を受けて速やかに死滅する脊髄損傷では、当該分節に起こる一次病変を治療することは極めて困難である。しかし、問題は一次病変にあるのではなく、その後当該分節とネットワークを形成している健全な神経線維や神経細胞までも二次的に変性脱落して脊髄損傷病変が時間とともに拡大することが患者の神経麻痺症状を悪化させ社会復帰を阻んでいるのである。この二次的神経変性は、主として脊髄が損傷部の浮腫(むくみ)、微小循環障害、細胞障害性サイトカインなどの悪影響を受けた結果、健全な神経細胞とその線維までもが死滅することによって生じる。まさしく脊髄損傷とは神経のネットワーク障害を意味するのである。紅蔘成分ジンセノサイドRb1はどういうメカニズムで脊髄損傷直後から二～三時間以内に起こる二次的神経変性を抑止するのであろうか。

まずは、脊髄損傷一次病変とネットワークを形成している神経細胞やその突起である神経線維をその周辺のグリア細胞も含めて、ジンセノサイドRb1が包み込むのである。これにより、神経細胞や神経線維は外部から刺激やストレスを受けにくくなり細胞傷害性サイトカインにも暴露されにくくなるため、余計なエネルギー消費を免れ、生存するための戦略を自律的に立案実行することが容易になるのである。その結果、神経細胞が生存するために必須の遺伝子群たとえばBcl-xLの発現が一時的に増加して神経細胞やその突起である神経線維が死滅することを免れ、神経のネットワーク障害が回避される。

ここで注目すべきは、ジンセノサイドRb1がBcl-xL発現を選択的に誘導するのではなく、神経細胞自らがジンセノサイドRb1による包み込みによりいわゆる生存本能の発露として自発的にBcl-xL発現を増加させると考えるのが自然であるということである。もう一歩踏み込んで言えば、たとえジンセノサイドRb1により包み込まれても、必要がなければ神経細胞はBcl-xLの発現を増強しないということもあり得るわけである。

我々人間は、とかく細胞に遺伝子を導入したり細胞を刺激したりして、細胞機能を人工的に制御することを考えがちであるが、細胞内にある数万個もの遺伝子・タンパク質の一つにでも人為的な発現変化を加えると、その影響は他の遺伝子・タンパク質にも及び、へたをすると収拾がつかなくなり思わぬ副作用をきたすことにもなりかねない。私は、細胞生物学者が細胞内の遺伝子・タンパク質の発現を人工的に制御することにより科学的真理を追究することには何ら異論を挟むものではないが、臨床応用を目指す医学研究者のマインドは細胞生物学者とは一線を画するものでなければならないと考えている。細胞内の遺伝子・タンパク質に異常が存在する場合を除いては、細胞内への医学的介入は最小限にとどめるのが得策ではなかろうか。

さらに脊髄損傷の際には、ジンセノサイドRb1による包み込みは、血管内皮細胞（すなわち血液と接する細胞）や血球細胞（赤血球、白血球、血小板の総称）にもおよぶため、血管内皮細胞と血管内を流れる血球細胞との接触あるいは血球細胞同士の接触も軽減して、損傷した脊髄の血流改善をもたらすのである。

実は、我々は実験動物の細静脈において血球細胞の一つである血小板の動きをハイスピードカメラを用いて観察した経験があるのだが、細静脈の内皮細胞に頻回に接触するあまり細静脈の中をうまく流れることができなくなった血小板が、紅蔘成分ジンセノサイドRb1の静脈内投与により接触回数が減りスムースに流れるようになるのを確認している。まさしく、紅蔘成分は細胞の包み込みにより血液の流れを円滑にしていると考えられる。この血流改善は、当然のことながら損傷した脊髄内の細動脈、毛細血管、細静脈すべてに及ぶため、脊髄内の微小血液循環が円滑になり余分な水分が脊髄にうっ滞することが少なくなって浮腫（むくみ）も軽減するのである。しかも損傷した脊髄の血流改善は、神経細胞生存のために欠くことができない酸素やブドウ糖などのエネルギー源を供給することにつながるのである。

このように損傷した脊髄でのジンセノサイドＲｂ１による細胞の包み込みは、神経細胞生存促進遺伝子の自発的発現増強ならびに神経細胞のエネルギー消費減少とエネルギー源供給をもたらし、さらには浮腫（むくみ）や細胞障害性サイトカインという増悪因子の軽減と相まって、脊髄損傷の二次病変の進展を抑止するのである。その結果、神経の非可逆的ネットワーク障害が回避され、脊髄損傷後に後肢の対麻痺をきたした実験動物が、ジンセノサイドＲｂ１を損傷後二時間以内に静脈内投与した場合に限り、速やかに立ち上がるという劇的効果が観察されたのである。一言で要約すれば、紅蔘成分ジンセノサイドＲｂ１は特定の標的分子や受容体（生体内の特定の部品）に作用しないが故に、損傷を受けた脊髄全体を支え、故障で飛ばなくなったロケットを再び離陸せしめるが如き有り得べからざる効果をもたらすのである。

脳梗塞

大脳皮質は前大脳動脈、中大脳動脈及び後大脳動脈により栄養されているが、もう一度中大脳動脈皮質枝が永久閉塞して脳梗塞が発症した場合を想定してみよう。当然のことながら、中大脳動脈のみで栄養されている虚血中心部の大脳皮質神経細胞は、紅蔘成分であるジンセノサイドＲｂ１に包み込まれても血流が再開されない限り速やかに死滅すると考えられる。一方、虚血周辺部の大脳皮質神経細胞は、わずかながら前大脳動脈や後大脳動脈からの血液供給を受けるため、瀕死の状態で生存する努力を始めるのであるが、そのようなときにジンセノサイドＲｂ１により包み込まれると外部からの刺激が加わりにくくなるためエネルギー消費が減少し生き抜くために必要な方策を講じやすくなるのである。その方策の主なものは、神経細胞自らが生存に関わる遺伝子・蛋白群（たとえばＢｃｌ－ｘＬなどの抗アポトーシス因子）を自発的に活性化し、血流を再開するため血管再生因子群（たとえばＶＥＧＦなど）を分泌することであろう。さらにジンセノサイドＲｂ１が血管内皮細胞ならびに血球細胞を包み込むことにより、脊髄損傷の場合と同様に虚血周辺部における血液循環が改善し、同部における浮腫（むくみ）が軽減するとともに神経細胞への栄養（ブドウ糖、酸素）補給も増加すると考えられる。その結果、虚血周辺部の大脳皮質神経細胞が生き残り、同部が脳梗塞病変に様変わりするのが阻止されるのである。

改めて申すまでもなく、脳の血液循環システムや神経細胞は、大きなトラブルに見舞われなければ百年もの長きにわたって正常に機能することができるわけであるから、少々のことではその機能が破綻することはなくそれなりの修復機構が作動することになっているのである。したがって、脳梗塞という危急存亡の状態においても、たとえジンセノサイドＲｂ１による包み込みがなくとも、神経細胞は多少なりとも生存関連遺伝子・蛋白群や血管再生因子群を活性化させ、虚血周辺部への血流も増加するはずである。

紅蔘成分ジンセノサイドRｂ１は包み込み作用によりこれらの修復機構を細胞の自律性を尊重しながら手助けすると考えるのが妥当である。しかし、個々の神経細胞、血管内皮細胞、血球細胞を包み込む効果が軽微であっても、それらが積み重なることによって時には脳梗塞病巣縮小という大きな効果がもたらされるのであろう。ここで注意すべきは、中大脳動脈皮質枝が永久閉塞した場合には紅蔘成分が脳梗塞病巣を縮小せしめる可能性があろうとも、それよりも太い血管たとえば中大脳動脈本幹や内頚動脈が急に閉塞した場合にも紅蔘成分が長期にわたり脳梗塞病巣を縮小せしめるかどうかは未知数であるということである。なぜなら、より太い血管の閉塞に伴いジンセノサイドRｂ１による包み込み効果ではカバーしきれないほどの虚血負荷が脳の神経細胞に加えられることがあるからである。

創傷・光老化

創傷により皮膚に欠損が生じると創傷治癒過程において、上皮化（表皮が創面を被覆すること）、肉芽形成、血管再生、傷の縮小等がみられるが、これには血管内皮細胞、血小板、マクロファージ、表皮ケラチノサイト、線維芽細胞、好中球など多種多様な細胞が適切なタイミングで分裂・移動・分化しながらそのおりおりに必要なサイトカイン類やケモカイン類を産生・分泌することが必須となる。分泌されるサイトカイン類やケモカイン類については枚挙にいとまがないのでここでは割愛するが、欠損した皮膚の周辺に存在する前記細胞群は、傷を治すためにどのような働きを担えば良いのか原則として認識していると考えればよい。

紅蔘成分ジンセノサイドＲｂ１は、これらの細胞群を程度の差はあれ受傷直後からすべて包み込むことにより創傷のダメージから守り、その結果、個々の細胞が傷を治すために果たす役割が自発的に少しずつ増加するのである。この少しずつ自然に増加した細胞の役割が、積み重なって創傷治癒が促進されると私は考えている。事実本書の「傷に対する紅蔘の効果と褥瘡医療」の項で紹介した熱傷モデル動物においても、ジンセノサイドＲｂ１の外用塗布により熱傷部周辺の細胞が保護されて熱傷病変の拡大が軽減して上皮化が進み、熱傷浸出液中のサイトカイン類、ケモカイン類ならびに神経伝達物質（たとえば、Ｐ物質など）も適切なタイミングで増減して血管再生や皮膚組織再生が促進された結果、熱傷病変が速やかに縮小することが確認されている。まさに、紅蔘成分ジンセノサイドＲｂ１の細胞包み込み作用により、多彩な効果がもたらされたのであるが、一つ一つの細胞、サイトカイン、ケモカインならびに神経伝達物質分泌に対するジンセノサイドＲｂ１の効果は比較的軽微であることを銘記されたい。ある意味で紅蔘成分は、個々の細胞が持つ軽微な予備力を傷害時に自発的に引き出させるだけで、創傷治癒を促進すると言える。これこそ、自然の摂理に叶った代物ではあるまいか。

前記の熱傷モデル動物において我々がしらべたサイトカイン類やケモカイン類は、ジンセノサイドＲｂ１外用塗布により一時期増加し、その後減少するというものがほとんどであったが、知覚神経伝達に係わるＰ物質だけはすでに述べたようにジンセノサイドＲｂ１外用塗布によりコントロールと比べて明らかに熱傷初期にまず減少する。これを包み込み作用との関連で説明できるであろうか。創傷により皮膚に欠損が生じると必ずと言って良いほど知覚（感覚）を伝達する末梢神経も断裂して、その断端から疼痛の感覚が脊髄や脳に伝えられる。紅蔘成分ジンセノサイドＲｂ１は、損傷を受けた末梢知覚（感覚）神経をその断端も含めて包み込むことにより、痛みの刺激が神経線維（主としてＣ－ファイバー）に入りにくい状態を維持すると考えられる。その結果、知覚（感覚）神経の活動性が抑えられ知覚（感覚）神経から分泌されるＰ物質も減少すると推測される。

おそらく、皮膚にレーザーを照射した後に感じる〝ジンジンと焼けつくような痛み〟も知覚神経線維の一つであるＣ－ファイバーの活動性が上昇することで説明がつくのであるが、この場合もジンセノサイドＲｂ１の皮膚外用投与はＣ－ファイバーを包み込むことによりその活動性を抑え、結果としてＣ－ファイバーのＰ物質分泌が減少すると考えられる。ちなみに〝ジンジンという痛み〟の感覚を伝達するＣ－ファイバーは痒みの感覚も伝えると言われているので、Ｃ－ファイバーの活動性をジンセノサイドＲｂ１が包み込み作用を介して抑制するのであれば、すでに述べたごとく痒みの感覚がジンセノサイドＲｂ１により軽減されても何ら不思議はない。なお、痒みとＰ物質との関連を記載した文献は多々存在するが、その内容は専門的になりすぎるきらいがあるので本書では割愛させていただく。

紫外線暴露によって生じる皮膚のダメージすなわち光老化も本書では広義の創傷として取り扱って

いるので、紅蔘成分ジンセノサイドRｂ1の細胞包み込み作用と皮膚の光老化との関連についても少し考えてみよう。

皮膚に紫外線があたると、表皮ケラチノサイトという細胞の中の核酸ＤＮＡに傷がつき、細胞膜のダメージと相まって、同細胞が紫外線暴露量に応じて一部死滅する。この死滅したケラチノサイトを補うために表皮（すなわち皮膚表面の薄皮）のケラチノサイトが過剰に分裂増殖した結果、表皮が肥厚するのである。また、表皮のケラチノサイトが死滅するのを防ぐため、表皮内のメラノサイトが多くのメラニン色素を産生して紫外線を遮断しようとするので、結果として皮膚のメラニン色素量が増加して〝しみ〟ができるのである。さらに紫外線暴露により真皮（すなわち鞄や靴の皮革に相当する部分）の線維芽細胞やそれから産生されるコラーゲン線維や弾性線維の配列ならびに量にも異常をきたし、皮膚の弾力性低下や〝しわ〟が生じる。要するに、表皮肥厚・しみ・しわ・弾力性低下を始めとする皮膚の光老化症状は、表皮ケラチノサイトや真皮の線維芽細胞に紫外線によるダメージが加わるために出現するのである。

ジンセノサイドRｂ1ならびにジンセノサイドRｂ1を含有する紅蔘の粗サポニン分画（紅蔘エキスの一つ）は、皮膚外用投与により少なくとも紫外線に暴露された表皮のケラチノサイトを包み込み保護すると考えられるが、紫外線の照射量が多いときは皮膚のバリア機能が破壊されて表皮直下の真皮層にも達して線維芽細胞をも包み込むと推測される。その結果、表皮のケラチノサイトや真皮の線維芽細胞に対するダメージが軽減し、皮膚の光老化症状も改善すると考えられる。

これまでに述べたごとく、紅蔘成分の脊髄損傷・脳梗塞・創傷治療効果ならびに光老化改善作用は〝細胞包み込み〟理論により説明可能であるが、次にこれまで高麗人蔘もしくは紅蔘が臨床的に効果・効能を発揮するとされてきた疾患や病態についても同様の〝細胞包み込み〟理論に基づいて矛盾のない形で説明できるかどうか考えてみよう。

(1) 冷え症・血色不良と不眠症のはなし

冷え症を訴える人は、主として手や足の指先、関節部、腰部の皮膚にいわゆる〝冷え〟を感じ、時にはその〝冷え〟が疼痛のような感覚を伴うことがあるといわれている。おそらく、〝冷え〟という自覚症状を訴える人の大半は、指先・関節・腰部の微小循環が滞っていると考えられるが、そのような細静脈や毛細血管における微小循環障害が皮膚のサーモグラフィーなどである程度客観的に検出できた場合や蒼白な冷たい皮膚が第三者により確認された場合には、俗に血色不良という表現が用いられるのであろう。

〝冷え症を軽視してはならない〟というのが私の見解である。我々人の体には、脳や内臓など生命の維持に不可欠な臓器における血液循環を優先的に守ろうとする仕組みがあるので、ひらったく言えば生命の維持に当面は支障をきたさない皮膚や筋肉・関節などの運動器への血液供給は事あるごとに後回しにされることになる。したがって、冷え症の人は、脳や内臓の血流を守るために、皮膚血流が犠牲にされている可能性がある。

もっと悪く考えれば、皮膚の血液微小循環が犠牲にされて〝冷え〟を感じる人は、生命の維持に不可欠な脳や内臓の血流（特に微小循環）すら必ずしも充分ではないかも知れないのである。逆に言うと、皮膚の血液微小循環が正常に作動して〝冷え〟を感じない人は、脳や内臓の血流も十分に維持されている可能性が高いということになる。だから、〝冷え症〟は脳や内臓の血流にも不具合が生じているかもしれないという警報と受け止めるべきである。今一つ注意すべきことは〝冷え〟を訴える人にしばし見受けられる皮膚・運動器の微小循環障害は、前述した生命を守るための仕組みとは無関係に生体そのものの機能異常として脳や内臓などの重要臓器にも同じように起きているかも知れないということである。

ヒトの循環血液量の三割は動脈系に存在し、残り七割は毛細血管、細静脈、静脈の中に存在するので、毛細血管や細静脈における微小循環が冷え症の人の全臓器において滞るようなことになれば、心臓がせっせと全身の動脈系に血液を送り出しても、その先の毛細血管や細静脈及び静脈に大量に存在する渋滞血液が邪魔をして、俗にいう先詰まり状態をきたすのである。こうなれば、心臓は先詰まり状態にある血液を流すためさらにせっせと動脈系への圧力を増やす方向へと働き、その結果高血圧症→動脈硬化→心肥大→心不全という流れが助長されかねないのである。したがって、〝冷え症〟は心臓への負担を増大する可能性がある。

私は、高血圧症患者の中にも毛細血管や細静脈の先詰まり状態すなわち微小循環障害をきたしている方が少なからずいると推測しているが、このような高血圧患者に動脈壁のみを拡張させる西洋医学由来の降圧剤を投与しても、先詰まりが解消されるわけではないので、血圧が下がるだけで臓器の微小血流障害は必ずしも改善されない。かくの如き降圧剤療法がもし医療現場で実施されているとすれば、臓器保護という観点から好ましいとは言えまい。以上述べたごとく、〝冷え〟は全身の微小循環障害を反映しうる症状であり、それを放置すると脳や心臓など重要な臓器に悪影響をおよぼすことにもなりかねない。

この〝冷え〟を見過ごすことなく、病気を未然に防ぐことこそ肝要なのである。なぜなら、微小循環障害による〝冷え〟が、臓器を構成する細胞に栄養と酸素の不足をもたらし、細胞の活力を損ない、時として細胞の死滅と再生不良を招来するからである。大部分の病気は細胞の死滅と再生不良が原因で生じることを考えると、〝冷え〟をもたらす微小循環障害を改善して、細胞に栄養と酸素を供給することが如何に大切か理解されよう。

微小循環障害は細胞の栄養と酸素の不足をもたらすのみならず、生体のパトロール機能も低下させるのである。改めて申すまでもなく、毛細血管や細静脈の中を流れる微小循環血液の中には栄養分や酸素運搬用の赤血球以外に白血球や抗体が含まれている。この白血球や抗体は、絶え間なく体内に侵入してくる病原微生物に対して感染予防反応を示し、かつヒトの体内のいたる所で日々発生する癌細胞をその都度駆逐しながら癌の発症を未然に防いでいるのである。微小循環障害が生じると、毛細血管や細静脈における白血球や抗体の流れも滞り、感染症や発癌のリスク（危険度）も高まると私は考えている。まさに、微小循環障害を伴う〝冷え症〟は万病のもとと言っても過言ではあるまい。

高麗人蔘を蒸熟して天日乾燥させた紅蔘を粉末状に調整したものが、いわゆる紅蔘末（コウジン末）であるが、紅蔘末や高麗人蔘を煎じて調整した高麗紅蔘精（高麗人蔘エキスの一種）は微小循環改善作用を介して〝冷え症〟によく効く。既に解説したように、おそらく、高麗人蔘成分もしくは紅蔘成分が、毛細血管及び細静脈の血管内皮細胞や血球を包み込むことにより血球同士もしくは血管内皮細胞と血球のいらざる接触を阻止し、その結果毛細血管と細静脈における微小血液循環を改善せしめるのであろう。加えて、紅蔘末や紅蔘成分が赤血球の変形能力を高めて微小循環を改善するというメカニズムも一般に受け入れられている（参考文献14）。紅蔘末や紅蔘エキスとともに桂枝茯苓丸、当帰芍薬散、八味地黄丸などの駆瘀血剤を使用すれば、さらに優れた微小循環改善作用を示し〝冷え症〟に効くかも知れない。

ところで、なぜ本項において〝冷え症〟と〝不眠症〟が同時に論じられるのかと訝しく思われる諸氏もおありと拝察するが、実はこの二つの症状は大いに関連がある。皆さんは健康な赤ちゃんが眠りにつく時に、その手に触れたことはおありだろうか。ほのかに手が暖かく感じられるはずである。左様、我々人は手足の微小血液循環が円滑に運び、体の隅々までポカポカと暖かくならなければ、なかなか寝つけないのである。寒い夜など、布袋や毛布をかぶっていても肩が外気に触れて少し冷えただけでも不眠症になる方もおられるだろう。紅蔘や高麗人蔘エキス（高麗紅蔘精を含む）は微小循環改善作用を介して手足の〝冷え〟を解消し、人が眠りにつく最低限の条件を整えると考えられる。

さらに紅蔘成分は、脳内の多数の神経細胞を包み込むことにより、脳全体をいらざる刺激より解放して休ませ、まさに神農本草経という古文献に曰く〝精神を安じる〟ことにより、人に自然な眠りをもたらすと、私は考えている。紅蔘が示すこの静穏作用は、西洋医学由来の睡眠薬や抗不安薬とは決定的に異なる。西洋医学由来の睡眠薬や抗不安薬は、神経伝達物質の受容体やトランスポーターなどの特定分子（すなわち脳の特定の部品）にのみ作用するものがほとんどであるので、ある特定分子の機能だけを睡眠薬や抗不安薬で制御して一時期睡眠や不安軽減が得られても必ずと言って良い程その他の脳内分子（脳の部品）の機能にも俗にいう〝しわ寄せ〟がきて副作用が生じるのである。その副作用の最たるものは、「寝覚めが悪い」ということである。

一方、紅蔘や高麗紅蔘精によりもたらされる自然な眠りは、一言で述べれば「寝覚めが良い」のである。だから、私は舌根沈下、アデノイド、肥満などの気道閉塞障害を伴わない不眠症には、紅蔘を粉末状にして調整した紅蔘末（コウジン末）もしくは高麗紅蔘精を試しに服用してみるのも一法と考えている。私事で恐縮であるが、私自身は寝床につく前に正官庄高麗紅蔘精をお湯に溶いて服用することにより、飲酒なしで満足のいく眠りを満喫している。ただし、気道閉塞障害のため睡眠時に〝いびき〟、〝無呼吸〟、〝不整脈〟などを起こすいわゆる睡眠時無呼吸症候群については、専門医による速やかな治療が欠かせない。

人は一日二十四時間のうち八時間あまりを眠った状態で過ごしているわけであるから、睡眠障害を訴える人はへたをすると人生の三分の一にもわたり必ずしも幸せではないと言えるのではあるまいか。それればかりでなく、睡眠障害は昼間の勉学、仕事、車両運転にも悪影響をおよぼし思わぬ判断ミスや事故の原因にもなりかねない。不眠症によりもたらされる経済的・社会的損失は思いのほか大きいので「たかが睡眠不足と侮るなかれ」と申し上げたい。

（2）風邪のはなし

風邪を引いたときに個人の体質（いわゆる証）や症状に応じて桂枝湯、葛根湯、麻黄湯、麻黄附子細辛湯などの漢方薬を内服すれば効果が得られるということは事実であろうが、俗に風邪は万病のもととも言われているので、風邪は引かないに越したことはない。私のつたない経験でも、平素紅蔘（コウジン）を服用している人は風邪を引きにくいようである。この理由を、先程来の〝細胞包み込み理論〟をもとに考えてみよう。

風邪を引き起こすのはウイルスであり、風邪のウイルスが生体に進入する際の門戸が口腔、鼻腔、副鼻腔、咽頭、喉頭、気管、気管支、食道、胃、腸、眼などの粘膜（湿り気のある膜）である。粘膜の表面には多数の上皮細胞が互いに接着しながら規則正しく配列しており、外界から有害な病原微生物（ウイルスなど）や異物が体内に入り込まないように防御している。一言で述べれば、粘膜上皮細胞は生体の内なる世界と外の世界とを隔てるバリアを形成しているのである。

風邪は、病原性ウイルスがこのバリアを形成している粘膜上皮細胞に侵入するところから始まる。かくのごとく人にとっては病原性ウイルスは、はなはだ迷惑な存在であろうが、一方ウイルスの立場からすれば自分が気に入った細胞へ侵入できなければ増殖して子孫を残すこともできないわけであるから、ある意味で風邪は、ヒトとウイルスの戦いとも言うべき生命現象を如実に反映しているのである。風邪のウイルスが口腔、鼻腔、咽頭、喉頭、気管、気管支など空気の通り道に侵入すれば、のどの痛み、鼻汁、嗄声、咳、痰などの症状を呈し、胃や腸に進入すれば、腹痛、嘔気、嘔吐、下痢などをきたし、眼に進入すれば眼球結膜充血、眼脂《めやに》増加、など多彩な症状がみられる。

それに加えて、頭痛、発熱、倦怠感、筋肉痛、関節痛、食欲不振などの全身症状も出現する。このような風邪症状は、つまる所ウイルスが粘膜上皮細胞に進入することに帰因して生じるわけであるから、風邪予防の第一歩は粘膜上皮細胞とウイルスの接触を最小限に食い止めることである。紅蔘または紅蔘成分は粘膜上皮細胞を包み込むことにより、ウイルスが同細胞の膜の脂質二重層に接触する頻度を少なくすると考えられる。このような接触頻度減少が、体内に侵入するウイルス量の減少につながるのは当然である。

加えて、紅蔘または紅蔘成分の細胞包み込み作用により、粘膜の微小循環が改善することも忘れてはならない。つまり、粘膜の微小循環改善は、粘膜に潤いを与える分泌腺を活性化しその湿潤環境を維持することにより、粘膜表面に付着したウイルスを洗い流すのに役立つからである。この洗い流し作用に加えて、粘膜微小循環の改善は先に述べたごとく白血球の生体内パトロール機能を高めて粘膜に進入してきたウイルスを撃退せしめ、分泌型免疫グロブリン（IgA）と呼ばれる一種の抗体の産生と相まって、粘膜防御システムを増強するのである。

以上のごとく、紅蔘による風邪予防のメカニズムは自然の摂理に叶うものであり、風邪ウイルスを抗ウイルス剤により攻撃するという西洋医学的発想とは一線を画する。私は、いたずらに抗ウイルス剤を多用すると、ウイルス自体の変異もしくは形質転換（俗にいうバージョンアップ）を早めることにつながり、その結果抗ウイルス剤が効かない耐性ウイルスが増加すると危惧している。したがって、これからの感染症対策では、耐性ウイルスや耐性菌の発生を抑止するために抗ウイルス剤や抗菌剤の使用を必要最小限にとどめ、生体防御システムを高めることに腐心すべきであろう。

最近は巷で鼻汁を流している子供を見かけなくなったが、現代人は生体防御の最前線とも言うべき鼻粘膜の分泌機能一つをとっても低下しつつあるのではなかろうか。もしそうだとすれば、風邪ウイルスの〝洗い流し〟すらおぼつかないことになる。その一方でアレルギー性鼻炎のため鼻汁に苦しむ人があとを絶たないわけであるから、まさに現代人は粘膜防御機構の破綻をきたしているのかも知れない。

今一つ紅蔘による風邪防御メカニズムで重要なことは、このメカニズムが、風邪ウイルスのみならずその他のウイルスたとえばインフルエンザウイルスやヒト免疫不全ウイルス（ＨＩＶ）が粘膜に侵入しようとするときにもそれを阻止すべく有効に働く可能性があるということである。このことについて、新型インフルエンザの世界的大流行（パンデミック）を例にあげながらもう少し詳しく述べてみよう。

新型インフルエンザの世界的大流行がなぜ恐れられているかというと、それが航空機による人の往来を介して瞬く間に世界中に広がるからである。航空機がない時代は感染症の世界的拡大などはほとんどなく、おかげで人類は感染症に対する生体防御システムを確立する時間的余裕にも恵まれていたのである。大航海時代にコロンブスが西インド諸島を発見したときに、同行した船員が現地で梅毒に感染したことはつとに有名であるが、当時は梅毒という性病は急性感染症でありコロンブスに同行した船員は少なからず現地で死亡したと伝えられている。

その後、数百年の歳月を経て船舶による人の往来を介して徐々に梅毒という性病は世界中に広まったので、その間に人は梅毒に対する生体防御システムを構築したおかげで、梅毒は今や急性の死の転帰をとる感染症というよりも、慢性の経過をたどる性病として医学的に位置付けられるようになったのである。

しかし皮肉にも文明が進歩して、航空機による大量迅速輸送時代が到来したために、人はかえって感染症の脅威に晒されることになった。新型インフルエンザのパンデミック一つを取り上げても自己申告健康調査票と体温感知器に頼りがちな空港の検疫システムが有効に機能するとは到底思えないので、我々は新型インフルエンザの世界的大流行が必ず起こるものと考えて対策を講じざるを得ない。もしパンデミックが勃発したら、適切なワクチン接種や抗ウイルス薬が利用できる保証はまったくないので、手洗い、うがい、外出差し控えに加えて苦しい時の神頼みの心境で粘膜防御機能促進作用が期待される紅蔘末および/または高麗紅蔘精を内服しようと私は考えている。もちろん、前述した風邪症状が出現すればただちに適切と思われる漢方薬を服用することは論をまたないし、細菌感染、肺炎等の合併症が疑われれば速やかに然るべき医療機関を受診すべきである。もっとも、新型インフルエンザのパンデミックが起きた時に、医療機関が正常に機能しているかどうかは、はなはだ疑問である。

（3）食欲不振・便秘症・肉体疲労のはなし

器質的疾患を持たない人が比較的高用量の紅蔘末または高麗紅蔘精を服用すると、食欲が増すと言われているが、私や私の家族もこのことを実感している。しかし、紅蔘末または高麗紅蔘精の内服がなぜ食欲を増すことができるのか厳密に説明するのは、必ずしも容易ではない。なぜなら、食欲という生理機能は脳、自律神経、消化器官等において複雑に制御されているからである。

ここでは、紅蔘成分の細胞包み込み作用により説明できる事項に限定して話をしてみよう。すでに〝風邪〟のところで述べたように、紅蔘成分の細胞包み込み作用により粘膜の微小血液循環が改善して消化管粘膜から分泌される消化液や粘液が増すのは明らかである。その結果、食物を消化する機能が活性化する。

一方、〝不眠症〟の項で触れたように、紅蔘成分により脳の神経細胞も包み込まれて刺激やストレスに対して鈍感になるので、神農本草経に曰く「精神を安んじる」という効果も出現する。ヒトは「精神を安んじる」という静穏状態を獲得すると、副交感神経という自律神経の一部が自ずと活動性を増し食物エネルギーを蓄えるために消化管の運動を亢進せしめ消化液の分泌もさらに増加するのである。そしてそれは時として、おなかが「グー」と鳴るような現象をもたらすのである。このようなときに人は空腹を感じ、食欲を増す。それに加えて副交感神経の活性化は同時に心拍数や心拍出量を低下させるので、人はさらにエネルギーの消費をも節約することになる。かようにして、紅蔘末または高麗紅蔘精の内服は、脳と心臓を休ませながらゆったりした気分で〝食〟を楽しむことを可能にするので食欲不振の際の滋養強壮に効くと考えられる。

ちなみに、人は仕事や敵対する相手からストレスを受けて「精神を安んじる」ことができない状態すなわち不安な状態に陥ると、自律神経のうち交感神経の活動性が優位となり、目を見開いて瞳孔は散大し心拍数・心拍出量ともに増加してエネルギーを消費する。その一方で消化機能は著しく低下して、食物エネルギーを蓄えることも叶わなくなり、時に不眠症状を呈する。こうなると通常は食欲が低下するのである。

以上述べたごとく、比較的高用量の紅蔘末または高麗紅蔘精服用により副交感神経の活動性が増して消化管の運動が亢進し粘液の分泌も増加するので、当然のことながら大腸における糞便の動きもなめらかになる。その結果、便秘が改善すると思われる。このように、紅蔘末または高麗紅蔘精の服用により、自然な形で脳と心臓が休養することが容易となり、ゆったりした気分で充分な食事がとれてよく眠れるようになり、爽やかな寝覚めとともに排便もスムースに行われるということになると、俗に紅蔘が肉体疲労に効くというのも頷くことができる。肉体疲労時には乳酸などの疲労物質が筋肉に蓄積すると言われているが、紅蔘末または高麗紅蔘精は微小循環改善作用を介して筋肉組織内に溜まった疲労物質を流し出し、筋肉に充分な酸素と栄養素を供給せしめると考えられる。従って、紅蔘が肉体疲労時の滋養強壮に効くというのも当を得た話である。

人は、ゆったりした気分で食を楽しみ充分な睡眠をとって排泄も滞りなく済ますことができれば、それだけでＱＯＬ（quality of life すなわち生活の質または人生の質）が改善して免疫力・抵抗力が高まり病気にもなりにくい。いかなる病気の予防・処置・治療においても、不安軽減、栄養補給、睡眠、排泄といった基本的な生命の営みが可能なかぎり維持されることが必要条件となるので、その意味で紅蔘の効能の中に〝病中・病後の滋養強壮〟という表現が含まれることもあながち誤りではなかろう。

当初、私は「病中・病後」という言い方がきわめて曖昧で好きになれなかったが、紅蔘成分の〝細胞の包み込み効果〟に思いを馳せれば、むしろ〝病中・病後〟という表現が標的分子や特異的な薬理作用をもたないであろう紅蔘の効能を端的に示していると言える。したがって紅蔘末や高麗紅蔘精は、個々の病気を原因除去という形で積極的に治療するというよりも、むしろ多種多様な病気にしばしば共通する病状（たとえば、不安、食欲不振、冷え症、肉体疲労、不眠症、便秘症、血色不良など）を時間をかけて少しずつ改善し、病に苦しむ人の生命力を底上げすると考えられる。西洋医学の領域では病気の原因を特定してそれを除去することにより病気の治療を目指すことがしばしば強調されるが、それとは異なり病気の症状に光を当てながら症状を少しずつ改善することにより人の自然治癒力を高めるという考え方が、紅蔘に限らず東洋医学・漢方医学に共通するものであろう。とは言っても西洋医学と東洋医学／漢方医学とが常に相反する両極に位置するわけではない。

たとえば、癌患者の緩和ケアでは癌の治療はなされずに癌性疼痛という症状を軽減するための対策が講じられるのであるから、症状にウエイトを置いて医療の在り方を考えることは、西洋医学領域でも決っして珍しいわけではない。人は死に至るまでにはいつか必ずと言っていいほど病に苦しむのであるが、病も死も避けることは不可能である。それ故に、せめて病気の症状すなわち苦痛だけでも和らげようとする考え方は、世の東西を問わず、切実な人の願いを反映したものである。

(4) 癌のはなし

人の体の内と外を隔てるところに上皮組織が存在する。上皮組織は主として規則正しく配列した上皮細胞によって構成されるが、外にあるものが空気・血液・食物・尿・胆汁・便・消化液等多種多様なので、それに応じてその形と機能が変化する。しかし、多くの上皮組織に共通した特徴が少なくとも一つあり、それが上皮細胞の分裂・増殖能力の高さである。上皮細胞が異常な形質を獲得し無秩序に際限なく分裂増殖を繰り返し悪性新生物と化したものを〝癌〟と呼ぶ。たとえば胃の上皮細胞から発生した悪性新生物を胃癌という。〝ヒト皮膚細胞の凍結保存〟の項で述べたごとく、紅蔘成分は分裂増殖能力の高い不死化細胞を包み込む可能性は極めて低いので、際限なく分裂増殖する癌細胞を包み込むことはおそらくないであろう。

もう少し踏み込んで言えば、紅蔘成分は癌細胞にはこれと言った包み込み効果や保護作用を示さず、その他の正常細胞を包み込むことによりそれらを多少なりとも保護すると考えられる。癌細胞をわざわざ包み込むことによりそれを保護する必要はまったくないので、紅蔘成分が主として正常細胞のみを包み込むということは理に叶ったものと言えよう。

しかし、それだけで癌という重篤な病気が快方に向かうわけではない。癌という病気は、紅蔘成分の包み込み効果だけでは克服できないダメージを正常細胞に与え、その結果癌患者は適切なタイミングで然るべき治療を受けることができなければ死に至るのである。〝脳梗塞〟の話でも述べたが、紅蔘成分は、単に細胞を糖衣の所で外から包み込むだけであり、細胞内の情報伝達系や遺伝子機能（すなわち細胞内のイベント）には積極的には影響を与えず細胞のことは細胞の自律性に委ねる、と考えられる。言い換えれば、紅蔘は「自ら生きようとするものを助く」ということになるので、致命的な病気にかかってから慌てて紅蔘を服用するのは、諺に曰く「未開の地で喉が渇いてから水を求めて井戸を掘る」ようなものである。したがって、紅蔘が癌のような重篤な病気に効くとは考えにくい。

紅蔘は癌の転移を抑制するとか時に癌組織を縮小せしめるという報告も一方で散見されるが、真偽の程は不明である。私はむしろ癌患者が紅蔘を服用することにより、不安、不眠、食欲不振、疲労感、冷え症などの癌随伴症状が多少なりとも改善し、それが癌患者のＱＯＬ維持や免疫力保持につながるのではないかと推測している。その結果、癌と人が共存できる期間がが少し延長して癌患者が社会生活を営む時間や家族と過ごす時間が増える可能性はあるだろう。ただし、いかに紅蔘といえども、抗癌剤の副作用で胃や腸などの消化管粘膜が強いダメージを受けて嘔吐や下痢が続くような状況では、その効果を期待することは困難であるし、よしんばそのような状態で紅蔘を服用できても紅蔘の有効成分が胃腸から吸収されて体内に入ることも期待できないであろう。

癌に関しては歯切れの悪い言い回しが続いたが、結論としては「癌患者が紅蔘を服用しても効果の程は未知数だが、紅蔘の服用が癌患者に悪影響を及ぼすことは、まずもってないであろう」ということになる。癌の外科手術、抗癌剤療法、放射線療法などはひとたび実施されると、やり直しの効かない場合があるが、こと紅蔘の服用に関しては、癌患者は試しに紅蔘を飲んでみることもできるので、しばらく飲んでみて体調が悪くならなければ継続してみるのも一法である。癌患者にとっては、体調が良くなると言うことよりも悪くならないことが一義的に重要であると私は考えている。

癌の治療においては、癌組織をすべて体内から排除できれば根治が達成されるのであるが、実際にはそのようにうまく行くとは限らない。

不幸にして癌組織が体内に残り、それを体内から排除することが不可能になった時点で〝癌も身の内〟という発想に切り換えて癌と人ができるだけ長く共存することを模索することはできないだろうかと私は常々考えているが、そのためのツールの一つとして紅蔘が利用できるかも知れない。ただし、すでに諺を引用して述べたごとくあくまでも紅蔘は癌になってから服用すべきものではなく、癌になる前から服用して不安・不眠・食欲不振・肉体疲労・冷え症などを改善しつつＱＯＬならびに免疫力を高め、癌になりにくい状態を維持することが肝要である。

ここで誤解のないように申し上げておくが、紅蔘を服用すれば癌の予防になるという証拠（evidence, エビデンス）はない。証拠に基づく医学（evidence-based medicine, EBM）にまつわる話は、紅蔘に限らず東洋医学・漢方医学すべてに関わることなので、後で述べる。

以上、不定愁訴や癌と紅蔘について私見を述べたが、私は紅蔘内服により病気を未然に防ぎつつ健康状態を長く維持し、人は百歳前後のある日にポックリ死ねばよいと考えている。これが未病学の目標であり、紅蔘がその目標を達成するための手助けになると私は推測している。そうなれば百歳まで医者要らずと言う方も出てきて、医療崩壊阻止とまでは行かないまでも医師の負担軽減や医療費節約には繋がるだろう。まさに神農本草経に記載された「人蔘は久しく服すると身を軽くし、年を延べる」という先人のことばは的を射たものかも知れない。

（ク）歴史と技術の伝承——地に足をつけた医学医療の在り方

これまで紅蔘や紅蔘成分ジンセノサイドRb1にまつわる話を動物実験結果も交えながら紹介させていただいたが、一見簡単にできそうな動物実験が、実は精緻なジンセノサイドRb1分離精製技術、疾患モデル動物作成技術、研究計画立案遂行技術、実験データ解析技術ならびに研究マインドによって裏打ちされていることも、この場を借りて強調したい。

昨今、医療崩壊や医療危機という表現がメディアを賑わしているが、産科、小児科、麻酔科、外科、救命救急科領域のみならず医学教育・医学研究・実験医学の分野でも技術と研究・教育マインドを兼ね備えた人材が急速に枯渇しており、このままでは大切な医療技術・実験技術ならびに研究・教育マインドが次の世代に伝わらないのである。私共の研究室ひとつを例にあげても、高純度ジンセノサイド化合物分離精製機器、電子顕微鏡、脳梗塞・脊髄損傷モデル動物、創傷モデル動物、食物アレルギーモデル動物、メタボリック症候群モデル動物、担癌モデル動物、ストレスモデル動物、光老化モデル動物など、国内外に類をみない研究資源とそれを扱う研究教育技術者が身近に存在すればこそ自由に実施もしくは利用できるものが多々ある。

これらの研究・教育マインドおよび卓越した技術を持った人材が、これまで医学教育を入り口の部分で下支えをして重厚な思慮深い医師を育成することに貢献してきたのである。そして、このように希有な人材の協力を得て乏しい研究経費を最大限有効利用することを考えながら、私はようやく紅蔘や紅蔘成分の効能の一部を公表するに至ったのであるが、これまでを振り返ると艱難辛苦の連続であったと感じている。とは言っても、少なからず歴史に対する興味と知的好奇心がかきたてられ、心がわくわくする日々をこれまで過ごしてきたのであるから、あながち悪い研究生活ではなかったと言えなくもない。それもこれも、やはり何はなくとも人に恵まれた故であろう。

しかし、もっとも大切な技術と研究・教育マインドを持った無欲かつ善良な人材が、何も言わず何も伝えずに大学を立ち去る時が刻一刻と近づいている。もちろん、技術や研究・教育マインドを伝承する後継者もほとんどいない。このことが、日本の行く末に対して最も深刻な影響を与えていると私は考えている。私は単なる医学研究教育者なので、市場原理、株価、金融、為替、グローバル経済、投資、先物取引などというお金にまつわる話については門外漢である。ただ、素人の立場で国家の在り方について直観的に申し上げれば、お金はなくしてもいずれ取り戻すことは可能であろうが、ひとたび技術やマインド（志）が途絶えるといくらお金をかけてもそれを復活させるのは多くの場合困難である。

この国が危機に直面しているとすれば、やはり技術とマインド（志）を持った人材の教育・育成をないがしろにし、主として製品と労働に価値を付与してきた〝つけ〟が回ってきたと考えるべきであろう。少なくとも医学教育・医療の現場では、立ち去り型サボタージュあるいは非暴力不服従とも言うべき末期的現象が常態化していると私には思えてならないので、もし同様のことが日本社会全般にわたって起きているとすれば、国家の存亡に関わる一大事である。

かく言う私も、まるで鰹節のように毎年大学の予算と定員を削り取られると、もはや自助努力でまかなうことのできる限界を超えていると最近考えるようになった。「まあ、家庭や自分自身の大切な休息時間と健康を犠牲にしてまで医学教育の入り口を支える後継者を育てる必要はあるまい。医学教育は出口の産科、小児科、内科、外科、麻酔科、救命救急科等で後継者不足のため既に崩壊寸前であるから、今さら入り口の基礎医学のことを取り沙汰してもせんない事である。この国の疲弊した制度・システムも当面変わりそうにないので、自分自身のライフスタイルや価値観をそれにすり合わせるしかあるまい」と私は感じている。しかし、最も深刻なのはそのような〝すり合わせ〟すらできそうにない人々が苦しみ疲弊していくことであろう。以上述べたごとく私は、紅蔘や紅蔘成分ジンセノサイドRb1に関する研究を通して、歴史を経て世代から世代へ技術とマインド（志）を伝承することの重要性を学んだような気がする。

歴史の伝承と言えば、私の見る所、現代日本人ほど歴史観に疎い民族もいないのではあるまいか。私は紅蔘の研究を実施している関係で、何度か韓国人蔘公社を表敬訪問したことがあるが、その折の観光案内では、しばしば豊臣秀吉の朝鮮出兵（文禄・慶長の役）に関わるスポットを拝見させていただいた。韓国の人々は、大東亜戦争終結までの日韓併合時代のみならず、十六世紀末に起きた文禄・慶長の役も忘れずにその遺跡を残し語り継いでいるのである。ただし、語り継いでいる内容が正しいか否かは別問題であり、事実誤認も多々あるが、これについては日本と台湾との関係も踏まえた上で後で述べる。では立場を変えてみたときに、現代日本人のだれが韓国人を日本に招いたときに、蒙古軍（実際には高麗兵）が鎌倉時代に九州へ進攻したことを話すのであろうか。蒙古襲来を語り継ぐ観光スポットや遺跡の存在すら、ＮＨＫ大河ドラマで一時期北条時宗が主人公になった頃を除いては、日本人の興味を引かないであろう。

それどころか、日本人は大東亜戦争末期の昭和二十年（一九四五）に北方領土に日ソ中立条約を破棄したソビエトが進攻し米国により広島と長崎に原子爆弾が投下され無差別殺人が実施されたことすら忘れているのではあるまいか。それればかりか安濃豊氏がその著書で述べているように、大東亜戦争の目的が、アジアの植民地を欧米列強から解放することであり、日本はほぼその戦争目的を達成したことすら充分に認識されているとは言い難い（参考文献18）。これでは英霊に申し訳が立たない。一方米国人は、パールハーバーのことは決して忘れないはずである。ちなみに、昭和二十年八月の対日ソビエト進攻は、独ソ戦で消耗していたスターリンに対して死を間近に控えたルーズベルトが、手詰まりの対日戦争を好転させるため千島列島の割譲を条件にして対日参戦を促したヤルタ会談に起因する。ただ、このソ連参戦はあまり効果がなかったようであり、対日ソビエト進攻により死傷した日本人非戦闘員の数は原爆被害者や東京大空襲被害者の数よりはるかに少ない（参考文献21）。

このままでは歴史の伝承など日本ではまったくの絵空事となり諸外国との外交交渉すら円滑に進まないのは道理である。歴史観の乏しい日本民族は、中東紛争が中世ヨーロッパの十字軍遠征もしくはキリスト生誕以来の確執あるいは第一次世界大戦後の英仏による中東分割に端を発しているかもしれないという認識も欠落しているのであろうから、日本は相も変わらず〝未来志向を念仏のように唱えるだけで〟いつまでたっても国際紛争を解決するために主要な役割を演じることは出来ないのである。「蒙古襲来もソビエト侵攻も原子爆弾投下もアジアの植民地解放もすべて水に流して今後仲良くやりましょう」などという発想は、日本以外のいかなる国においても通用しないのである。まったくもって日本人ほど忘れっぽい民族はいない。

良きにつけ悪しきにつけ日本国内では情報が氾濫しているが、その中から大切なものを見極めて心に止めておき、子や孫に自分自身の見解も交えて伝えることこそ肝要ではあるまいか。さもなければ、賢明な国民として国際社会から評価されることなどあり得ないし、日本の行政・立法・司法・社会保障などの制度も疲弊する一方であろう。最近、メディアで政治家や政党を批判する記事をよく見かけるが、その政治家や政党を選んだのも他ならぬ国民であるので、政治家や政党の水準は国民の水準を反映していると銘記すべきである。もはや、日本人は子から孫へと連綿と伝承すべき歴史観を持ち合わせていないのであろうか。

韓国を表敬訪問して感じたことだが、紅蔘のことを知らない者はなく韓国こそは〝高麗人蔘や紅蔘の宗主国〟であるという歴史観と誇りを韓国人は堅持しており、〝高麗人蔘や紅蔘は未来永却受け継ぐもの〟という意識が韓国人すべてに滲透している。ただし、紅蔘以外に私の目を引く産物が韓国には存在しないし、韓国内の紅蔘研究成果には魅力がないというのも事実である。そのような国民全体が時代を越えて共有できる価値観が幾重にも織り込まれて、民族のアイデンティティと誇りが形成されるのではあるまいか。現代日本人は、欧米、中東、南米・アフリカ、アジア諸国の人々に対していかなるアイデンティティと誇りを持って接するのであろうか。日本にはトヨタとソニー以外に胸を張って誇るべきものがないというのであればGE社を有する米国にいつまでたっても頭が上がらないであろう。日本人は、今こそ二千六百年以上続いた万世一系の皇室に思いを馳せる時ではなかろうか。

少し話題を変えて、紅蔘以外の天然物と医学医療との関わりについて紹介してみよう。一九二八年にフレミングにより青カビの中からペニシリンという天然の抗生物質が発見され、それが第二次世界大戦中に肺炎を患った英国首相チャーチルの命を救ったという話はつとに有名である。ペニシリンの発見と臨床応用により、当時のヒトの平均寿命が二十年程度延びたとも言われており、まさにペニシリンは人類に大きな恩恵をもたらし、英国首相チャーチルの対独戦争指揮を可能ならしめて人類の歴史にも影響を与えたのである。

ところでチャーチルは未だに英国では先の大戦（大東亜戦争）を勝利に導いたことで高く評価されているが、大東亜戦争により英国はインド、マレーシア、ビルマ（現ミャンマー）などの植民地を失い、明らかにその世界支配から後退したわけであるから、大英帝国を崩壊せしめたチャーチルが英国にとって功労者と言えるか否かは甚だ疑問である（参考文献18）。ペニシリンに話を戻すと、天然のペニシリンを化学的に修飾することにより、より強力かつ効果的な合成ペニシリンが作られ、さらにはそのことがセファロスポリン系・セフェム系抗生物質やニューキノロン系抗菌剤の開発をも刺激したのであるから、ペニシリンの発見は抗菌療法に関わる新たな学際的領域の創設にもつながったと考えられる。もっとも、その天然のペニシリンが耐性菌（ペニシリンに抵抗して死なない菌）の出現でもはや医療現場で使用されにくくなっているのは、残念なことである。

実は、フレミングが青カビの中からペニシリンを発見する以前に、売薬が盛んな日本の富山地方では「怪我をしたとき傷口に青カビを塗り込んでおくと化膿しにくい」という伝承や体験談があったらしい。現代に生きる私に言わせると、富山地方の医学薬学研究者はフレミングに〝油揚〟をさらわれたようなものであるが、このことが判明するまでに数十年の歳月がかかっているわけであるから、当時の人々にとって研究テーマの将来性と重要度を推し測ることは至難の業であったかも知れない。

ペニシリンの話でも明らかなように、優れた効能をもつ天然物から有効成分を抽出・分離・同定することは、その有効成分を化学的に修飾することによりさらに有用な新薬を創る道も開かれるが故に、極めて将来性の高い重要な研究テーマである。私は、紅蔘、紅蔘の有効成分の一つであるジンセノサイドＲｂ１、さらにはジンセノサイドＲｂ１を化学的に修飾して得られた人工のジヒドロジンセノサイドＲｂ１、に関する研究を二十五年間実施する過程で、〝青カビとペニシリン〟という昔話が、〝紅蔘とジンセノサイドＲｂ１〟という現在進行形の話と共通する部分があると思わずにはいられなかった。〝青カビとペニシリン〟の昔話はすでに完結しているかも知れないが、紅蔘の中にはジンセノサイドＲｂ１のほかに化学構造が類似した三十種類以上のジンセノサイド化合物が含まれているので、〝紅蔘とジンセノサイド化合物〟という研究テーマは依然としてほぼ手つかずの状態である。

紅蔘の多彩な優れた効能を勘案したとき、紅蔘の有効成分をジンセノサイドＲｂ１のみに限定するのは、到底正しいとは思えない。やはり、二千年もの長きにわたって人類が服用し続けてきた高麗人蔘／紅蔘の歴史的背景に鑑みて、〝紅蔘と個々のジンセノサイド化合物〟の神秘を科学的に紐解き、その成果を医学・医療・創薬に生かす必要があろう。それこそが、欧米にはない歴史に立脚した〝地に足をつけた医学・医療・創薬〟と言えるのではあるまいか。ただし、これには時間と経費と研究者の地道な努力が必要になるのは言うまでもない。私が〝紅蔘とジンセノサイドＲｂ１〟の神秘的効果に気付き、研究を開始してからも二十五年の歳月が流れ、しかもその研究すら今だに道半ばであることを考えると、〝紅蔘とその他三十種類以上のジンセノサイド化合物〟に関する研究にも気の遠くなるような時間と努力が必要になるであろう。しかし、それを成し遂げることができる人材がおそらく私共の研究室がなくなるとともに枯渇するであろう。

私は、遺伝子治療だとか再生移植治療などという今はやりの高度先進医療を決して否定するわけではないが、そのような最先端医療を施さなければならない状態に人が陥る前に、なすべきこと・なすべき研究・なすべき健康管理・なすべき医療が山ほどあるのではないかと考えている。そのようななすべき事項をかなぐり捨てて、歴史や伝統や経験に基づいた有効な医学的手段をもないがしろにし、何かに急き立てられるように敗色濃厚な最先端医療技術開発国際競争に傾倒することが、〝地に足をつけた医学医療の確立〟につながるとは少なくとも私には思えない。

医学・医療の領域に限らず、他国には負けない基盤技術を着実に育成・発展させた上で、最先端技術を少しずつ導入するというのが、瞬発力や初期投資能力に乏しい日本の伝統的手法であったと思われるが、私の見るところ医学・医療領域においても、医学教育研究・内科系診療・外科系診療に関わる基盤技術を支える人材がモチベーションを無くし減少の一途を辿っている。基盤技術が人材不足のために壊滅的ダメージを受け、先端医療技術開発が中途半端な初期投資や人材投資不足のために国際競争に負けて立ち遅れるという最悪のシナリオが、日本において進行しているのではあるまいか。いかに最新の研究機器・診断機器・手術機器・医薬品・医療システムを整備しようとも、それらを使いこなす医学研究教育者や医療技術者が充分に存在しなければまったく無意味である。国を支えるのは、何を差し置いても人であるということを今こそ再認識するべきではなかろうか。

これまで紅蔘と冷え症・食欲不振・不眠症・肉体疲労・血色不良等にまつわる話を紹介させていただいたが、このような紅蔘の効能は米国流のEBM（evidence-based medicine、すなわち証拠に基づく医学）とは対極にある歴史と経験によって導き出されたものである。紅蔘を始め大多数の生薬や漢方薬（複合生薬）の効果・効能は、EBMの原則に従い偽薬（プラセボ）または対照薬を用いて二重盲検法により立証されたものではないので、その意味で米国流に言えばevidence（証拠）が乏しいのである。では、現時点でevidenceが乏しいからと言って生薬や漢方薬（複合生薬）の内服をすべて中止すべきかというと、実際にそれらを内服して体調が良くなったという人々が存在しその方たちが内服の継続を希望する限り、そう簡単に中止するわけにはゆくまい。

幸い、生薬や漢方薬（複合生薬）の中には、紅蔘を含めて君薬（上薬）と呼ばれ長期投与によっても副作用が生じにくいものが存在するので、これら君薬を中心にして丹念に臨床症例を重ねてデータベース化する一方で、君薬の有効成分を同定して、その薬理作用を解析する、というのが当面実施可能な現実的方策ではあるまいか。しかしながら、患者のために最低限為すべきデータベース化や薬理作用解析研究すら人材不足、予算不足、設備不足のためままならないというのが実情であろう。たしかに漢方三大原典と言われる「黄帝内経」「神農本草経」「傷寒論・金匱要略」に漢方の概要が記載されているので、これをevidence（証拠）として採用すれば良いという考え方も根強くあるであろうが、漢方三大原典が執筆された頃から二千年もの歳月が流れていることにも留意しなければならない。

その間、ヒトを取りまく環境・生活習慣や疾病構造も著しく変化し、たとえば新興感染症、職業病、癌、アレルギー、精神障害、ストレス障害、不眠症、冷え症、乾燥肌などを取り上げても漢方三大原典だけでは充分にカバーしきれない事項が山積みしている。そのことを受けて近年の東洋医学／中医学／漢方医学は日々進歩しているのであろうが、少なくとも私のような門外漢にはその進歩が見えづらい。西洋医学と東洋医学／中医学／漢方医学は、相反するものではなく相補的なものであるという前提に立つと、今後その両方を見渡すことのできる人材を育成することも患者中心の医療を推進するために必要不可欠であろう。西洋医学と中医学について別々の免許制度を設けている中国とは異なり、日本では一人の医師に両者を自由に使いこなすライセンスが賦与されているわけであるから、まさにこのことを真摯に受け止めて医育機関においても東洋医学／中医学／漢方医学の教育・研究を充実させねばならないが、一部の大学を除いてそれがまったくと言って良い程なされていない。この体たらくでは、いくら高度先進医療や再生移植医療を声高だかに叫んでも基礎的医療技術がなおざりにされて地に足をつけた医学・医療の実践が困難となり、非効率的な人的物的資源の消費が進むばかりである。

本項を終えるにあたり参考までに紅蔘やペニシリンの他に医学・医療に応用されている天然物あるいはその化学的誘導体について紹介すると、アスピリン（鎮痛解熱剤、抗血栓薬）、ストレプトマイシン（抗結核薬）、グリチルリチン（肝臓病薬、抗アレルギー薬）、ジギタリス（強心薬）、モルヒネ（鎮痛薬）、タクロリムス（免疫抑制薬）、エフェドリン（鎮咳薬）、タミフル（抗インフルエンザ薬）等枚挙にいとまがない。今一度二千年という来し方を振り返りながら、サイエンスとアートという両面をバランスよく兼ね備えた医学・医療の在り方を考えるべきではなかろうか。遺伝子導入など手の込んだ技術を要する高度先進医療や再生移植医療も大切だが、「医療は自然の摂理に従うものであり、治療は簡潔を旨とすべし」というのが、紅蔘研究に携わってきた私自身の偽らざる見解である。

（ケ）五感を研ぎ澄まして物事を見極めよう

本書では〝分子〟ということばが頻繁に出てきたため読者の中には分子とは何かという疑問を持たれた方も多いと拝察する。一つ分子の例をあげてみよう。図1は紅蔘成分ジンセノサイドRｂ1の化学構造を示しているが、実はこのように亀の甲のような形をした六員環や酸素（O）、炭素（C）、水素（H）などの原子記号の配列で表すことのできる物質を分子というのである。したがってジンセノサイドRｂ1は明らかに一つの分子である。残念ながら一つ一つの分子を肉眼で観察することはできないが、ジンセノサイドRｂ1の分子を多数集めて結晶化した粉末を手に取って見ることは可能である。

その際にジンセノサイドRｂ1の分離精製を担当した共同研究者からNMR（核磁器共鳴装置）やHPLC（高速液体クロマトグラフ）のデータも提供されるので、通常それを信じて私共は薬理実験を開始するのである。そして、共同研究者から受け取ったジンセノサイドRｂ1の粉末が間違いなく純度の高い良質なものであることを確信するのは、これまでと同じ濃度もしくは用量で再現性の良い実験結果が得られた時である。すなわち少なくとも私は、動物丸ごとを用いた実験を実施したり、場合によっては自分自身の皮膚の傷に塗った上で、ジンセノサイドRｂ1の効果を実感できない限り安心できない性分である。極端な言い方をすれば患者さんを診る時でも、見えもしない病態分子機構などというものはほとんど考えず、検査の数値よりもむしろ目に見えるもの（画像を含む）や五感で認識できるものを頼りに私は治療方針を決定することが多い。ちなみに、五感とは、視覚・聴覚・嗅覚・味覚・皮膚感覚をさす。

本書では、紅蔘成分ジンセノサイドRb1が細胞の糖衣を包み込むなどという仮説を提唱して見てきたようなストーリーを展開したが、実の所私自身もジンセノサイドRb1がヒト表皮ケラチノサイトという細胞を糖衣の部分で包み込む様をこの目で見たことがない。従って無責任な言い方に聞こえるかも知れないが、私だって紅蔘成分が細胞の糖衣を包み込むと言うことをこの目で確認できない限り百パーセント信用しているわけではない。

では、私は紅蔘の何を信用しているかというと、（1）紅蔘を内服すると手足の先がポカポカとして微小循環が改善し、食欲が増し眠りやすくなる、その結果冷え症、血色不良、虚弱体質、肉体疲労、胃腸虚弱が改善する（2）紅蔘の内服や紅蔘成分ジンセノサイドRb1の静脈内投与は、少なくとも急性期の脳梗塞動物にはよく効く、紅蔘の内服は慢性期脳卒中患者の冷感やしびれ感を改善する（3）紅蔘成分ジンセノサイドRb1やその化学的誘導体ジヒドロジンセノサイドRb1の静脈内投与は、両後肢が麻痺して歩けなくなった急性期脊髄損傷動物を起立せしめることができる（4）紅蔘の粗サポニン分画（紅蔘エキスの一種）を含む皮膚外用剤は、ヒトの褥創を治療するために使用されることがあり、少なくとも熱傷マウスの治療にはよく効く、その有効成分の一つはジンセノサイドRb1である（5）紅蔘の粗サポニン分画又はその有効成分ジンセノサイドRb1は紫外線を照射されたマウス皮膚の光老化（しわ、色素沈着、弾力性低下、肥厚等）を改善する（6）紅蔘成分ジンセノサイド

Ｒｂ１を含有するワセリンを私自身の皮膚のレーザー照射部位に塗布すると、局所の疼痛やむくみ（膨疹）が軽減する（７）紅蔘成分ジンセノサイドＲｂ１は移植医療用のヒト皮膚の細胞（ケラチノサイト）を凍結傷害から守る、といった事項である。

これらの事項は私自身が、もしくは私の信頼する共同研究者が身近で五感を通して確認できたものであり、つまるところほぼ実体験に基づいて導き出されたものに他ならない。そしてこれらの実体験は何故に起こるのかというメカニズムもしくは理由を説明するための都合の良い手段として〝紅蔘成分の細胞糖衣包み込み作用〟が存在すると考えればよい。乱暴な言い方をすれば、大切なことは紅蔘又はその成分が多彩な病気や病態に効くという五感を通して得られる事実のみであり、そのメカニズム（すなわち細胞包み込み作用）はさほど重要ではなく紅蔘研究が進むにつれて変遷しても構わないのである。まずは読者も五感を研ぎ澄まして試しに紅蔘を内服した上で、その効果を体験されてはいかがだろうか。紅蔘を信用するもしないも五感でもって決めるのが良策かも知れない。

少し話題を変えて〝メカニズム〟ということに対するこだわりが東洋と西洋の研究者の間で若干異なることを紹介しておこう。紅蔘成分ジンセノサイドＲｂ１に関する薬理実験結果を論文としてまとめるときに痛感したことであるが、欧米の学術雑誌は、いかにジンセノサイドＲｂ１の効果・効能が優れたものであろうと、その作用メカニズム解析が筋の通ったものでなければ、論文掲載を受理しない。したがって私を始め日本の研究者はやっきになつてメカニズム解析を進め、なんとか欧米の学術雑誌に論文を掲載しようとするのである。その努力が実り私もジンセノサイドＲｂ１に関する学術論文を欧米の雑誌に掲載させていただいた。しかし、いかに筋の通ったメカニズム解析データであろうとも、複雑な生命現象の一局面を表すに過ぎないのであるし、その作用メカニズムが一義的に正しいという保証もなく、単に現時点で矛盾を生じていないというだけである。

私が平成五年に紅蔘の研究を始めた頃は、紅蔘または紅蔘成分の作用メカニズムとしてフリーラジカル消去説が一世を風靡《ふうび》しており、たしかにフリーラジカル消去説というメカニズムを受け入れれば当時は紅蔘の多彩な効果・効能を都合よく説明することも可能であった。ただ、説明できるというだけの話であり、では、フリーラジカル消去説を信じるあまりフリーラジカルを消去する作用を有する他の化合物（分子）を作れば、紅蔘と同じようなものができるかというと、そう簡単にはいかない。そして、その後の我々の研究によりフリーラジカル消去説では説明できない紅蔘成分の効果・効能が見出されたので、本誌で〝紅蔘成分による細胞糖衣包み込み説〟なるものを提唱したのである。一言で述べれば、〝フリーラジカル消去説〟であれ〝細胞糖衣包み込み説〟であれ、ともに我々の目で見ることは叶わないわけであるから、そのようないわゆる学説に振り回されるのではなく、五感で認識することができる紅蔘の効果・効能を各個人が信じるということで大きな誤りは生じないのではなかろうか。たかがメカニズム、されどメカニズム解析を避けて通れないというのが今の私の心境である。

一方、薬がどうやって効くのかというメカニズムにはほとんど拘らず、薬の効果・効能を中心に考えるのが東洋医学／中医学／漢方医学であろう。そこには、病気のメカニズム（原因）も薬の作用メカニズムもさほど重要視せず、五感で認識することのできる病気の症状や苦痛が生薬や漢方薬（複合生薬）により改善されればそれで良いという基本理念が脈々と受け継がれている。だから、東洋医学／中医学／漢方医学では西洋医学と異なり〝分子〟という概念も乏しく、むしろ病める人を全体としてとらえるという感覚が重視されるのであろう。紅蔘研究を通して、私は五感を研ぎ澄ましてヒトやモノをみる／見る／観る／視る／診る／看ることの重要性を学んだので、私の心証も東洋医学／中医学／漢方医学に一歩近づいたような気がする。その証拠に、「メカニズムや理論・理屈はさておいて、病気は治れば良い、薬は効けば良い。」という大変乱暴な言い方にも、医学研究者にあるまじき共感を少なからず抱くようになったのである。

〝天《てん》網《もう》恢《かい》恢《かい》疎《そ》にして漏らさず〟と老子が言っているが私なりに解釈すればその意味は「天の理に叶う制度や規則というものは、一見簡潔で大雑把に思えてもあまねく世を照らし許すことのできない悪事を見過ごすことがないように仕組まれており、しかも大半の善良な人はそのような制度や規則をさほど窮屈なものとは感じていない」ということであろうか。

私事で恐縮だが、私も平成三十年度末まで研究室を管理する立場にあるので、最近は研究室でかなりの不都合な事態にならない限り必要最小限のことしか言わず、研究室のスタッフに頼みごとをするときはそのスタッフに過度の負担やストレスが生じないように心掛けている。なぜなら研究室では私の一言が時に不文律のような規則になり、それが研究室スタッフの自由な活動や思考を阻害し、研究に対するモチベーションを下げることにもなりかねないからである。これでは規則を強化したばかりに、研究目的が達成されないという事態も招来しかねず、もしそのようなことになれば、まさしく本末転倒である。制度や規則というものは、それを定める側の人よりもそれに縛られる人の労苦がはるかに大きいということが常であるので、国や地方自治体を始めとする組織の長は制度や規則を定めて施行するにあたり五感を研ぎ澄ましてそれに縛られる人々の労苦に思いを馳せなければならない。

ところが、最近はある制度や規則のもとでそれを守ることができない人が出現してくると、その制度や規則をさらに単純に強化してルール違反が生じないようにするという極めて短絡的な発想が国や地方自治体あるいは企業・教育研究機関・メディアに蔓延しているように思えてならない。そのような紋切り型の規制強化には、通常それにより以前にも増して縛られる善良な人の苦しみに対する思いやりなど微塵もなく、またルール違反をした人というよりもむしろ元来存在した制度や規則に重大な欠陥があったかも知れないという反省も伴わないことが多いのである。まさしく、ある制度や規則に問題が生じたときこそ、それを改正もしくは抜本改革する立場にある者はより一層五感を研ぎ澄まして改正制度・規則に縛られる人の労苦に思いを馳せ、〝天網恢恢疎にして漏らさず〟という老子の言葉を噛み締めながら知恵を絞らねばならないのである。さもなければ、制度や規則が定められた本来の趣旨・目的が達成されずに、善良な人までもが制度や規則を遵守することのみに腐心し思考すら途絶えて疲弊するのである。

いったいいつから日本でこのような制度疲労が進行したのか私には判然としないが、一つ二つその例をあげてみよう。一つは、言わずと知れた悪名高い単年度決済の予算執行システムであるが、その詳細については話すと長くなるので割愛させていただく。ただし、五感と言わず直感を少し働かせれば、単年度決済の予算システムにより年度繰越金もほとんど認められず、行政と役人の思考が硬直化して近視眼的になった結果、国と地方の赤字が膨らんで長期に亘るグランドデザインを構築しにくくなっていることは生前の松下幸之助ならずとも簡単にわかるはずである。行政機関が納税者の痛みに対する感受性をもう少し上げれば、単年度決済の予算システムを改めるのは容易ではなかろうか。しかし、メディアや国民の五感が鈍麻してしまって国の単年度決済システムを盲目的に受け入れると、行政機関職員はそのシステムを守れば良いと錯覚し年度末に不要不急を問わず配分予算のすべてを使い切ると言うことになる。それが最悪のシナリオであることは明らかである。

二つ目の例は、新薬開発の各プロセスにおいて製薬企業や医療機関に荷せられる規則や規制である。このプロセスには、前臨床試験、第Ⅰ、Ⅱ、Ⅲ相臨床治験、市販後調査等様々なものが含まれるが、これに関わる規制や規則は安全性を担保するという名目で強化されることはあっても緩和されることがない。新薬承認申請を認可する立場にある厚生労働省にすればひとたび新薬を認可してしまうとその後当該新薬の使用により重大な副作用が発生するような事態にいたると、監督認可官庁としての責任を問われかねないので、できる限りの規制の網を製薬企業と医療機関に被せるということになる。もちろんそれには医薬品の安全性を担保するという大義名分があるわけであるから、製薬企業も医療機関も体力の許す限り粛々と従わざるを得ないし、そのような状況をメディアも国民も当然のごとく冷徹に見守り「一日も早く有効な新薬を開発して欲しいが、薬の副作用は許さない」と主張するばかりである。

このメディアと国民の声を受けて厚生労働省は、安全性担保と新薬開発促進という元来相反する二つの目的の狭間でジレンマに陥りつつも、製薬企業と医療機関に対する規制を強化し続け、新薬を含めてあらゆる医薬品や医療技術の副作用情報を製薬企業や医療機関が把握するよう義務づけるのである。この息もつがせぬ規制の網の目や情報の肥大化は、インターネットによりさらに加速されている。インターネットの恐ろしさは、情報や通達を発信する上位の組織（たとえば厚生労働省）はパソコンのボタン一つを押すだけで全国もしくは全世界の下位組織（たとえば製薬企業、医療機関）をコントロールでき、下位組織の長はさらにその構成員（たとえば製薬企業の従業員、研究員、医療機関の医師、看護師等）に向けて何も考えずパソコンボタン一つを押すだけで上位組織からの情報や通達を転送できることである。

その結果何が将来起こり得るかというと、当該情報や通達に関わる事項でトラブルが発生したときには往々にして下位組織の構成員に責任がおよぶのである。私の見るところ、新薬開発事業ひとつをとってもあまりにも規制や規則の網が密になりすぎて、創薬や臨床治験の現場を担当する人が責任を回避するために規則を守ることに疲れ果てて落ちついて思考を巡らすゆとりもなくしている。

このような状況で、新薬開発という本来の目的が円滑に達成されるとは到底思えない。〝天網恢恢疎にして漏らさず〟とは何を意味しているのかということを五感を研ぎ澄まして考えながら、上位組織たるものパソコンのボタンひとつを押すにも細心の注意を払うべきであろう。さもなければ、下位組織の善良な構成員は堪りかねて規制の網の外に逃げ出すのである。それが医療・創薬などの制度の崩壊でありそのつけは結局国民に回るのである。私には同様の制度崩壊が、衣、食、住、教育、研究等のあらゆる分野で確実に進行しているように思えてならない。医療・創薬を始めとする制度の崩壊をくい止めることができるのは、やはり有能な政治家とそれを選ぶ賢明な国民そして志のあるメディアと良質な教育である。

以上、自然の恵みと歴史の象徴とも言うべき紅蔘の研究を通して感じた事を思いつくままに記述した。東洋に発祥した紅蔘がエリスロポエチン（腎性貧血治療薬）などの西洋由来のサイトカイン類とは比較にならないほど含蓄のある歴史観を次世代の人にもたらすと書き残した今、私は天網とは言わないまでも地網からは抜け出せたような心地良さと安堵感を覚えている。二千年前の神農本草経に曰く、私は確かに〝身軽〟になった。心残りは、紅蔘研究のため犠牲になった私の家族・両親そして実験動物に何一つ報いていないことと次世代の紅蔘研究者を充分に育成できなかったことである。紅蔘研究発祥から二千年の歳月を経て私の手元に届いた有効成分（ジンセノサイド化合物）の並外れた薬効を次世代の人々に如何に伝え、如何に活用して頂くか悩みは尽きないのである。

次世代の紅蔘研究者を育成しつつ紅蔘および紅蔘成分の実用化をさらに推進するため私に何かできることはあるだろうかと十年近く考えた挙句に辿り着いた結論が、特定非営利活動法人薬効解析研究会の設立である。残りの紙面を少し借りて、このＮＰＯ法人について紹介するとともに第二部ではメディアの多様な学術報道（科学研究、地球温暖化、経済、歴史に関わる報道を含む）についても紅蔘研究から得られた歴史観を応用しながら私なりに国の行く末に関わる問題点を指摘したい。

（コ）　薬効解析研究紹介

二十世紀半ばにペニシリンが細菌感染症治療に使われたおかげで人の平均寿命が二十年程度延長したと既に述べたが、ペニシリンが人に投与されるまでには様々な薬効解析実験が実施されている。その中には、ペニシリンが細菌繁殖用培地において病原性細菌の繁殖を抑制することを確認する in vitro 実験や実際に病原性細菌に感染した動物にペニシリンを投与して症状が改善することを確認する in vivo 実験などが含まれる。このように、いつの時代も新薬を開発する上で薬効解析実験および／または薬効解析研究は必要不可欠なものであり、薬効解析研究が人類に測り知れない恩恵をもたらすことは疑う余地もない。

薬効解析研究は、医薬品に加えて健康食品、特定保健食品、機能性食品、スキンケア用品、口腔ケア用品、化粧品、発毛育毛用品、バイオ研究用試薬などを開発する場合にも有用である。より具体的には前記の品物や試薬の作用を解析したり、その有効成分を同定することにより、新たな医薬品、健康食品、特定保健食品、機能性食品、スキンケア用品、口腔ケア用品、化粧品、発毛育毛用品、バイオ研究用試薬の開発にも資することが期待される。さらに、薬効解析研究は、既存の化合物、薬物、天然物の新規効能を見出すことにより、それらの活用範囲を広げることにも役立つ。このように薬効解析研究は、人の健康／ＱＯＬ／ＡＤＬ維持・改善や経済活動にも貢献することが明らかである。

以上のように特定非営利活動法人薬効解析研究会は、薬効解析研究を通して医薬品、健康食品、機能性食品、スキンケア用品、口腔ケア用品、化粧品、発毛育毛用品、バイオ研究用試薬などを開発することを目的／目標とし、これにより人の健康／QOL／ADL維持・改善、疾病治療、経済発展に寄与することを目指す。従来創薬事業は営利を目的として実施されることが多かったが、当法人が人類共通の課題として目指す創薬事業は、少なくとも数十年にわたる長い年月がかかるので営利を目的とするのでは成立しえない。なおこれまで述べてきたように、急性期脳梗塞・脊髄損傷治療薬開発は私共の知る限りほとんどの製薬会社が断念しているので、おそらく目下の所当法人しか手掛けることができない。

参考文献1―9、11、16、17、24、25に、私が著者となっている脳虚血・脊髄損傷関連論文ならびに特許の一部を列記する。これらの文献は、これまで本書で紹介された学術情報の根拠となる。これら一連の研究論文と特許を通して、脳の成長因子／サイトカイン研究という当時流行していた欧米由来の学術研究から二千年前に端を発する伝統的紅蔘研究へと徐々にシフトした私の歴史観が見てとれる。

第二部　戦後メディア

（サ）　科学研究とメディア

私が脳梗塞・脊髄損傷に関する研究を実施している最中に:iPS細胞研究成果がメディアを通して世界中に公表され一躍脚光を浴びた。まるで:iPS細胞研究により脊髄損傷やパーキンソン病を含むすべての病気が治療可能になるとの印象をメディアが一般大衆に与えてしまったと少なくとも私は感じている。果たしてこの報道は正しいのかという検証を科学的思考に基づいて実施してみたい。

まず図9をながめてみよう。

正常の脳脊髄情報ネットワークシステムにおいては一個の神経細胞（N1）は多数の神経細胞（N0群）より情報（シナプス入力）を受け取り、別の神経細胞（N2）へ原則一つの情報（シナプス出力）を送る。脳脊髄の中には約千億もの神経細胞が存在し、その各々が平均千個のシナプス入力を受け取ると言われているので、脳脊髄内のシナプス数は百兆個程度と試算される。一言で述べれば、脳脊髄は巨大な情報ネットワークシステムを構築していることになる。

慢性期の損傷脊髄においては、同部の情報ネットワークが消失していることに注目されたい。そのような情報ネットワーク欠落部位に、iPS細胞由来の神経幹細胞（iNS）を移植したときのイメージを図9の右側に示している。これで効果が得られるかどうか読者自身が冷静に判断されれば良いと思うのだが、残念ながらメディアは、科学研究情報一つを取っても図9のような思考の基礎となる正

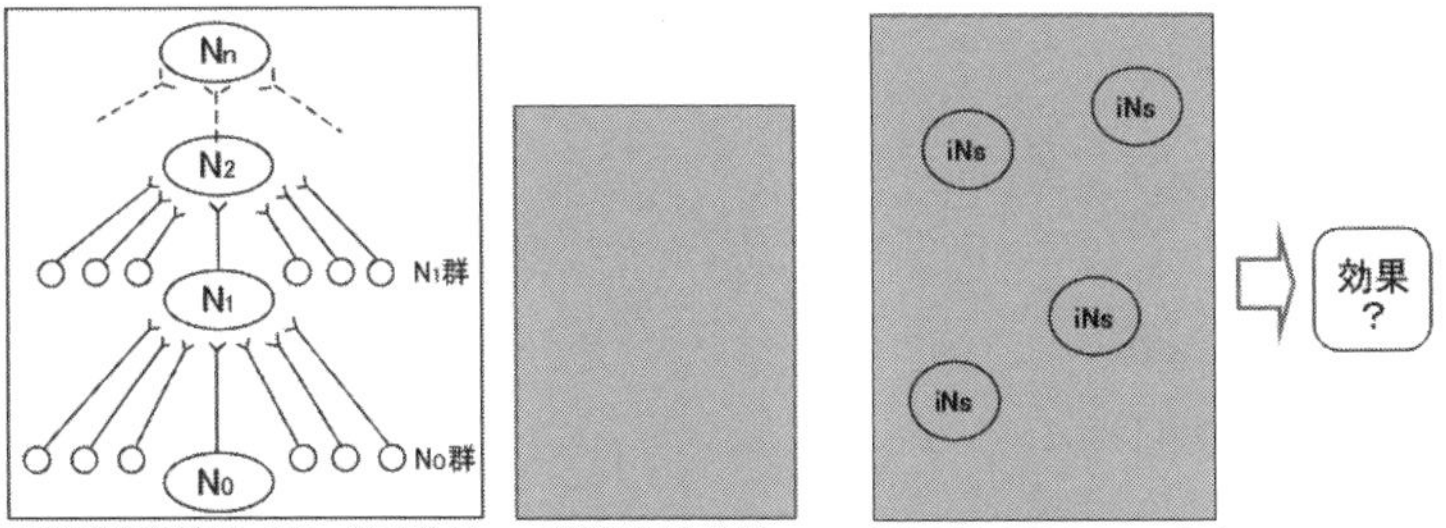

正常脳脊髄（情報ネットワークシステム）
1個の神経細胞（N1）は多数の神経細胞（N0群）より情報（シナプス入力）を受けとり、別の神経細胞（N2）へ1つの情報（シナプス出力）を送る

損傷脊髄（慢性期）
情報ネットワーク消失

損傷脊髄（慢性期）にiPS細胞由来の神経幹細胞（iNs）を移植したときのイメージ

図９
正常脊髄の情報ネットワークシステムとiPS細胞を用いた脊髄損傷治療のイメージ図

確な知見を一般大衆・役人・政治家・患者ならびにその家族に提供しているとは言い難い。

おそらくメディアは、心臓・肝臓・腎臓などを用いた臓器移植とｉＰＳ細胞由来の神経幹細胞などを用いた細胞移植との区別すら明確には認識できていないのではないかと疑いたくなる。臓器では血管・神経・細胞同士の接着や連携などがすでに出来上がっているので、それを患者に移植すれば拒絶反応を起こさない限り良好な効果が得られる可能性が高い。

一方、バラバラの細胞だけを移植したのでは臓器移植に匹敵する効果などほとんど期待できないというのが私を含む医学研究者の見解であろう。

ｉＰＳ細胞を用いた難病治療に期待を寄せている患者やその家族には残酷なコメントになるが、バラバラのｉＰＳ細胞を治療に用いることが可能な領域は、元来バラバラの細胞が浮遊している血液しかないのではなかろうか。ただし、貧血や血小板減少症などの血液疾患を有する患者にｉＰＳ細胞由来の赤血球や血小板を投与する場合には、その高額な費用を誰が負担するのかという疑問が沸いてくる。むしろ、今まで通り献血により得られた赤血球や血小板を患者の血管内へ注入する方が簡便で安価ではなかろうか。治療は簡潔を旨とするのが臨床医学の原則である。

iPS細胞に関する研究は、臨床応用という観点からみると不透明な部分が多々あり実用化への道のりは険しいと言わざるを得ないが、メディアはこのことを正確には伝えない。特に私共のNPO法人会員の研究によると、ヒトiPS細胞は、できた時点で内胚葉と中胚葉に分化する傾向にあるため、従来のヒトiPS細胞から外胚葉由来の細胞たとえば神経細胞や表皮ケラチノサイトを作成するのに時間と経費と労力がかかり、作成効率が悪くなる。厳密に言えば、従来のヒトiPS細胞は人工多能性幹細胞の満足すべき特性を有していないということになる。

つまり従来のヒトiPS細胞を用いて脊髄損傷やパーキンソン病などの神経疾患を治療するという臨床研究計画は、神経疾患がネットワーク障害であるということと（図9参照）当該iPS細胞が神経細胞に分化する効率が悪いことを考え合わせると、実現可能性は低いと言わざるを得ない。にもかかわらずメディアはこのことをあまり伝えない。ある意味でメディアの学術情報担当者には科学的知識と科学的思考能力が欠落していると思われても仕方がないのである。

加えて、実現可能性が低い「iPS細胞を利用した神経疾患の再生移植医療研究」について、当該研究に従事する研究者自身が現状を正直に公表しないことも問題かも知れない。iPS細胞研究は夢のあるテーマなので、その将来性と限界について研究者もメディアも明らかにした上で、堂々と研究を推進すれば良いのである。短期的な成果のみ追及するのが、研究の本質ではないということを日本国民も政府もメディアも銘記することが必要である。

研究の将来性と限界について厳密に予測することは必ずしも容易ではないが、それが判明したときには、メディアは速やかに過去の報道にとらわれることなく公表すべきである。なぜなら、メディアの報道が研究予算の配分や若手研究者の研究志向にも影響を与え、報道内容に誤りがあると日本の学術研究の方向性をも歪めることになりかねないからである。

「iPS細胞を利用した神経疾患の再生移植医療研究」に話を戻して、メディアによる学術報道の重要性をもう少し考えてみよう。すでに述べたごとく、この研究計画の実現可能性は低いが、それでも夢のある研究に予算を投入するのは悪いことではない。なぜなら、いつどこで画期的な成果が得られるか予測がつかないのが科学研究の面白さであるからである。ただ問題は、実現可能性が低い研究であることを研究に従事する若手研究者、研究計画審査委員、研究予算を配分する役人が理解しているかどうかということである。このような理解なしに漫然と研究予算を投入し、若手研究者の人生を無駄にするようなことがあれば、その損失は測り知れない。研究の実現可能性を冷徹に見極め、引き際を間違わないことも科学技術創造立国を目指す日本にとって極めて大切なことである。果たして、メディアは科学技術創造という国家目標の一翼を担う見識と能力と志を持っているのかという疑問が次々と沸いてくる今日この頃である。

加えて、先に述べたごとく役人が研究の実現可能性について認識することが何故に重要なのかを明らかにしておく必要がある。役人は通常学識経験者で構成される研究計画審査委員会の答申を受けてどの研究テーマにどれだけの予算を配分するか決めるわけであるから、例によって予算配分に責任を負わないと思い込んでいる節がある。

これが極めて責任の重い予算配分であることを「iPS細胞を利用した神経疾患の再生移植医療研究」を例にあげて考えてみよう。「iPS細胞を利用した神経疾患の再生移植医療研究」に対して、これまでと今後に百億円程度の研究予算が配分されると仮定してみよう。これは現実に近い予算規模と思われるが、通常役人は百億円の予算を捻出するために他の予算を削ることを考える。実際、平成二十九年度の国立大学法人基盤研究経費は十年前と比較すると著しく減額されている。私が勤務する国立大学法人でも各講座構成員三人あたりの基盤研究経費は年間五十万円を切り、新しい研究計画を立ち上げる余力などまったく存在しない。新しい研究計画を立ち上げるのに通常年に一千万円程度の経費が最低限必要になるので、前記のごとく百億円の予算が一つの研究計画に投入されると、そのあおりを食って単純計算で千件もの新規研究計画が頓座することになる。千件もの新規研究計画が頓挫しても、「iPS細胞を利用した神経疾患の再生移植医療研究」が実を結べばまだ救いはあるが、この可能性は極めて低い。

もしこのことを役人が充分に理解していれば百億円の予算を捻出する際に、他の予算を削るなどという取り返しのつかないことをやらずに、新規に予算を獲得するという努力をするはずである。残念ながら研究に対する役人の理解度が浅いため、現状では日本の科学研究が壊滅的なダメージを受けている。その一因が、歴史観が欠落した不正確なメディア報道にあることは明らかである。おそらく、数十年後には日本のノーベル賞候補者は激減するであろう。それは取りも直さず日本の衰退を意味する。

実は神経疾患に対する脳への細胞移植医療の試みは、約四十年前スウェーデンのビヨールクルンドらによって始められ、その後米国ではＥＳ細胞由来の神経幹細胞移植も試されたが、ことごとく失敗に終わっている。このような研究の歴史観に基づけば、ｉＰＳ細胞由来神経幹細胞の脳脊髄移植を実施した所で、発癌のリスクが高まるだけで良好な結果はほとんど期待できないのである。ただ、先に述べたごとくこのような見込みの乏しい研究に百億円～千億円程度の研究経費を使用しても国が傾くわけではないので、研究を希望する方がおられればどんどんやれば良いと私は思っている。その際にも、やはり確固たる歴史観をもって、研究の過去現在未来を見通すことが必須である。そうすることにより若手研究者の人生を守ることができるであろう。

（シ）地球温暖化問題とメディア

私共のＮＰＯ法人会員の中には医師、薬剤師、医学研究者が複数いるが、いわゆる地球温暖化問題に関する専門家は一人もいない。ほとんどのメディアは地球温暖化の進行と二酸化炭素悪玉説を提唱して止まないが、二〇一七年にトランプ大統領がパリ条約からの離脱を表明するにいたり、メディアが一斉にトランプ非難を始めた。馬渕睦夫氏の言に依ればメディアが一斉に騒ぐときは眉唾物であるとのことなので、ｉＰＳ細胞関連報道で同様のことを感じた私が地球温暖化問題につき素人の立場から検討することにした。

地球温暖化の進行と二酸化炭素悪玉説に対して公然と異を唱える科学者は、私の知る限りそれほど多くないが、少なくとも武田邦彦氏と安濃豊氏の発言内容は科学的思考に基づくものであり、傾聴に値すると思われる。残念ながら地球温暖化進行と二酸化炭素悪玉説を提唱するメディア報道は科学的論拠が乏しいので評価のしようがないが、これについては、後で朝日新聞の天声人語を引用することにより（参考文献28）、論評を試みることとする。

以前、武田邦彦氏が「地球平均気温と大気中二酸化炭素濃度との間には明確な相関がない」とグラフを提示しながら説明しておられたので、私は同様のグラフがインターネットから入手可能かどうか確認した。果たしてそのグラフは簡単に入手できた（図10、参考文献30）。図10を見てみると、二酸化

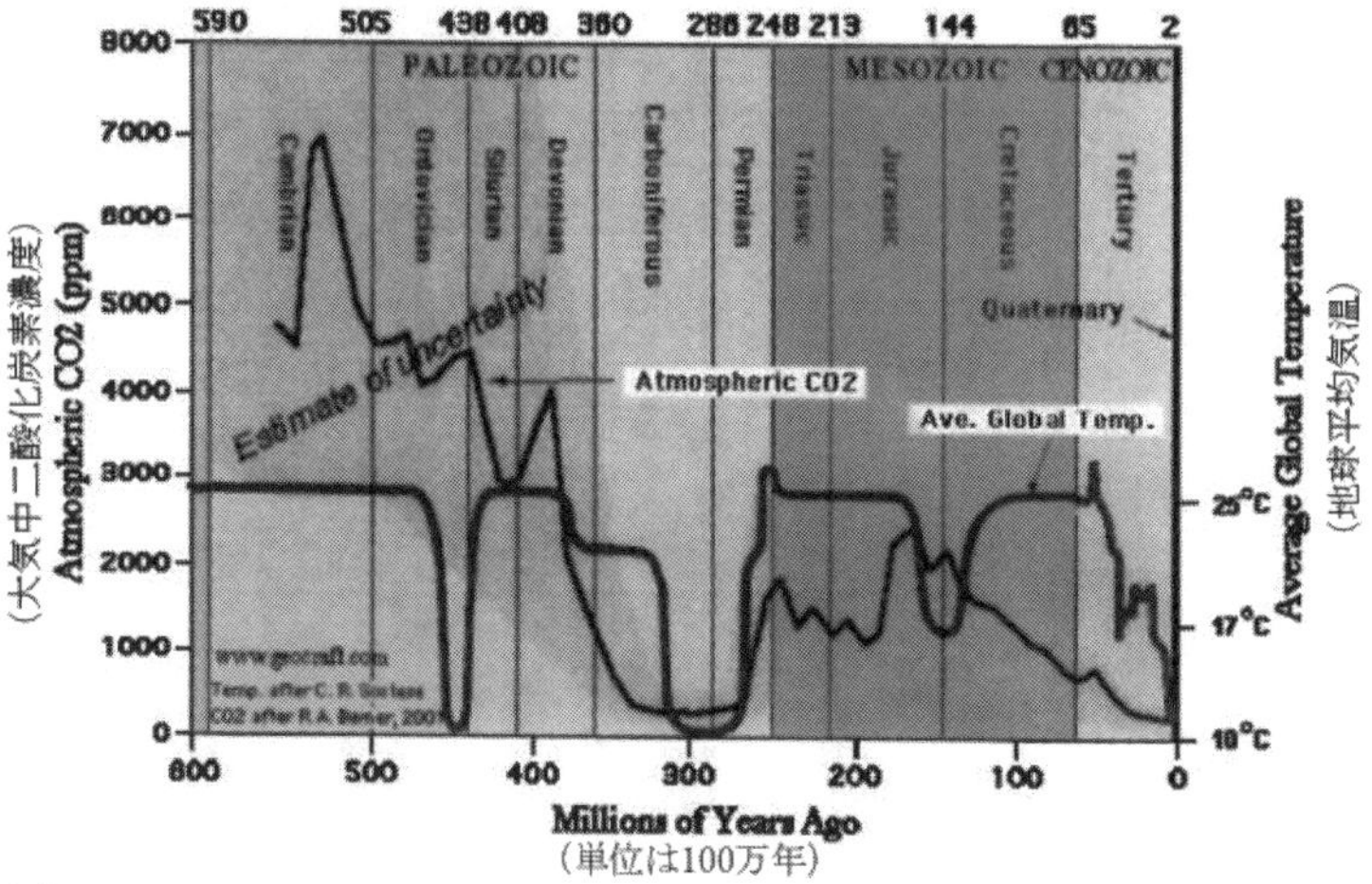

図10
地球平均気温と大気中二酸化炭素濃度の歴史的変化
https://www.geocraft.com/WVFossils/PageMill_Images/image277.gif

炭素濃度低下が続いているにもかかわらず地球平均気温が上昇したり不変であったりする所が複数見受けられる。したがって地球平均気温と大気中二化炭素濃度の折れ線グラフが交叉する箇所は少なくとも五つ存在する。

もし図10が正しいと仮定すれば、武田邦彦氏が主張するように地球平均気温と大気中二酸化炭素濃度の間には相関がないと言える。しかも図10を見る限り、長い目で見れば現在地球は明らかに寒冷化に向かっている。要するに、図10はメディア報道とは真逆の現象を物語っている。また、安濃豊氏は、二酸化炭素を球体に入れた上で温度変化を測定する実験の結果を紹介されているが、やはり結論は二酸化炭素悪玉説を否定するものであったと私は記憶している。安濃氏は地球温暖化に係わる気体が存在するとすれば物を燃焼させる酸素ではないかとも述べておられる。

では平成二十八年（二〇一五）十二月十五日の朝日新聞天声人語に目を向けてみよう（参考文献28）。一文目に「二酸化炭素がもし無かったら、今は約15度の地球の平均気温は零下18度くらいになってしまうそうだ」と記載されている。この記事の出典は不明であるが、明らかに論理に矛盾がある。過去の地球において、氷河期には大気中に現在の十倍以上の二酸化炭素が存在していたにもかかわらず、全球凍結という時代があったことは周知の事実である。それは図10からも明らかである。我々の短い人生から得られる歴史観をもとに素直に考えれば、地球の温度を規定する最大の要因は、低濃度（〇・〇四パーセント）の大気中二酸化炭素ではなく太陽の活動ではなかろうか？

さらに一文目冒頭の「二酸化炭素がもし無かったら」という記述は、二酸化炭素と地球平均温度の関係のみに固執するあまり、二酸化炭素が光合成に必須の大気中成分であることを失念していると受け取られても仕方がない。大気中の二酸化炭素がなければ、米も麦もトウモロコシもできず人類は食糧難のため滅亡するであろう。我々の体を構成する有機化合物中の炭素は、大気中の二酸化炭素に由来するのである。このように大切な二酸化炭素を悪玉に仕立て上げるかのようなメディア報道は甚だ疑わしい。

このように極端な未来予測から記述を始める手法に妥当性はあるのだろうか。しかも二酸化炭素が無くなれば人類は滅亡するのだから、人間の立場から見れば、そんな極端な条件下で地球の平均気温を議論することなど無意味であると言っても過言ではないかも知れない。新聞報道は元来確実な取材及び科学的事実から議論や主張を展開するのが筋目であるが、この天声人語に限って敢えて苦言を呈するとすれば〝天の声を人が語る〟というには程遠い内容である。

加えて、この天声人語第二段落にある「極地の氷は解け、海面は上昇し」という表現は、メディアが得意とする文面切り取り批判の手法を踏襲すれば、明らかに誤解を招く。南極大陸の平均気温は氷点をはるかに下回っており、南極大陸の氷や雪が余分に解けているという報告はついぞ聞かない。また北極の氷がすべて解けても、海面は一センチも上昇しないどころか不変であることは小学生でも知っている物理学・化学の常識である。だから「極地の氷は解け、海面は上昇し」という表現は不適切である可能性が高い。

地球温暖化を主張するあまり、メディアは折々に極地の氷が解ける映像を流し、それが災いをもたらすかのような印象を視聴者に与えているかも知れないが、極地（北極）の氷が解けても実害はほとんどないのではあるまいか。むしろ地球温暖化と二酸化炭素の間に因果関係があるという学術的根拠に乏しい仮説を一般大衆に吹き込むことが危険極まりないメディアの情報操作ではなかろうか。そのおかげで、二酸化炭素を悪玉と決め着けたパリ条約が締結され、二酸化炭素排出に関わる環境税や国際取引が導入されたり、的外れな政策が立案・実行されることも起こり得る。

図10のグラフから判断すると、武田邦彦氏が言われたように恐竜時代には大気中に現在の十倍程度（約4000ppm）の二酸化炭素が存在していたことになるが、別段地球上の生命に不都合な影響があったとは報じられていない。また、二酸化炭素排出は化石エネルギーの消費すなわち産業の振興とともに増加するので、二酸化炭素排出に過度の規制をかけることは、環境保護という観点からは無意味であ

り、むしろ日本のＧＤＰを減らして経済発展を阻害するという点では悪であると言わざるを得ない。まして、二酸化炭素排出にペナルティを荷して金銭を低排出国に支払うなどということは百害あって一利なしと言える。私の個人的意見だが、「地球温暖化と二酸化炭素悪玉説」を否定する安濃豊氏と武田邦彦氏の見解が正しいと考えられる。

もちろん、前述の議論を踏襲すればトランプ大統領のパリ条約離脱宣言は科学的には正しいと言える。にもかかわらず、メディアが一斉にこの件につきトランプ大統領を非難するのは何故だろうか。まさにこれが、俗にいうpolitical correctnessの一つであろうか。地球温暖化と二酸化炭素悪玉説について、メディアは科学的根拠についてはほとんど語らず、政治的問題として世界中を扇動していると受け取られても仕方がないかも知れない。その結果何が起こるかと言えば、二酸化炭素高排出国（多くは先進国）から低排出国（多くは発展途上国）への資金提供が地球温暖化基金（仮称）などを介して実施されるのである。

そのような資金提供は、そもそも科学的根拠の乏しい理由付けにより実施されるものであるから、無駄な事業に費やされる可能性が高く必ずしも二酸化炭素低排出国（多くは発展途上国）の利益につながるわけではない。加えて、地球温暖化対策会議・報道・研究・政策のために世界レベルで膨大な資金・労力・時間・税金が費やされた結果、経済発展が阻害されることにもなりかねない。メディアはこのような不都合な事態を招いても決して責任は取らず、知らんふりをするだけだろう。情報の受け取り手である一般大衆は、このことを充分理解した上で、フェイクニュースを流す報道機関があれば、そのニュースを見ない読まない聞かない広めないという対応を取ることにより、当該報道機関に経済的圧力をかけるという選択肢も検討すべきである。

以上に述べたごとく、地球温暖化問題についても太古の昔の地球平均気温と大気中二酸化炭素濃度の関係につき正しい歴史観を持ちながら、光合成と水の物理的特性につき小学生並みの知識を駆使すれば、パリ条約（コップ24）が日本の経済発展を妨げる茶番劇に過ぎないことが判明するのである。この茶番劇を最初に演出したのが米国民主党のゴア元副大統領と米国メディアであるが、それを米国共和党のトランプ現大統領が〝卓袱台返し〟するという構図が、いかにも米国らしい。この一件からも米国は必ずしも一枚岩ではないということを日本人は学ぶべきであり、これからも我々はそのような米国と付き合って行かなければならないのである。

ちなみに、米国メディアはＦＯＸを除いてＣＮＮなど大半が民主党寄りであることと、米国メディアの大株主が百年以上前から金融資本家であることは周知の事実と思われる。従って、米国メディアは少なくともこの百年間金融資本家の意に反する報道ができなかったことなど、並みの歴史観を持っていればすぐに分かるはずである。その一例が、トランプ大統領当選前後の米国メディアによるトランプ叩きであり、それは今も続いている。また、日本でも同様に大手メディアによる安倍叩きが続いているが、その背後に共通する何かが存在するのであろうか？

（ス）　経済とメディア

私共NPO法人会員の中には経済学の専門家はいないが、素人でもわかる子供騙しのような「ADB50年探る存在感」という記事が平成二十九年五月七日の朝日新聞に掲載されたので、それを紹介するところから話を始めたい（参考文献29）。この記事の見出しによるとChinaが主導するAIIB（アジアインフラ投資銀行）に出資する国の数が、日米が中心となり運営されているADB（アジア開発銀行）の出資国よりも多いので、あたかもAIIBに勢いがあると言わんばかりの記述が目立つ。実は同様の報道が当時NHKでもなされていたが、私の知る限り出資国の数は、銀行活動の優劣を判断する指標にはなり得ないのである。新聞記事を参考にしながら、このことを解説したい。

私は、参考文献29の〝ADBとAIIBの概要〟を示す表に着目してみた。同記事は、この表にある加盟国の数をことさら強調する傾向にあるが、視線を少し下にずらせば読める「格付け」や「融資額」については本文中で一切言及していない。むしろ、この表すら意図的に加盟国数を強調するために作成されたと思われても仕方あるまい。ADBが発行する債券の格付けはトリプルAであるが、AIIBは格付けすらなされていない。一言で述べると、AIIBが発行する債券は信用がなく高金利でないと売れないため、高金利で調達した金圓をさらに発展途上国に金利を上乗せして貸すことになる。これでは高利貸しの誇りを免れないので、事実上AIIBは債券市場からインフラ投資に必要な金圓を調達することが困難である。それでいて、この参考文献29は、黒地に白ぬきで「中国主導AIIBに勢い」と根拠のない主張を展開しているのである。

もちろん格付け会社と言えども単なる営利企業であるので、中国より何らかの利益供与や圧力があれば、将来的にAIIBが発行する債券に良好な格付けを与える可能性はあるが、AIIB加盟国の中に日米が入らない限り、米ドルと円の保証がないので、AIIBを信用してAIIB発行債券を購入する投資家はそれほど多くは出ないであろう。だから、二〇一六年の融資額を見ても、ADBが約百七十五億ドルである一方AIIBは約十七億ドルであり、その実績に十倍程度の差がある。

さらに同時期の日経新聞によると、AIIBの融資実績にはADBとの共同融資案件が多数含まれていると説明されているが、参考文献29にはそのような記述もない。一言で述べれば、中国主導のAIIBは馬渕睦夫氏が言われたように「開店休業」であることが、この新聞記事からも読み取れる。まさに参考文献29は、メディアによる印象／情報操作の典型例である。加えて、主要国投票権シェアもAIIBには問題があると思われるが、参考文献29はそのことについて読者に分かるように説明するのではなく、〝単に日本政府は、今のところ「運営の透明性に問題がある」などと見送る姿勢を崩さない〟という表現を用いて暗に日本政府の判断を疑問視するような論調を展開している。しかしAIIBの中国投票権シェアは二十七・八パーセントとなっているので、事実上拒否権を有する中国だけでAIIBの投資先を決めることが可能になると日米に疑われても仕方がないのである。

すなわち「AIIBでは運営の透明性に問題がある」という日本政府の見解は正しいのである。一方、ADBではどの国も単独で投票権シェアが二十五パーセントを超えることはないので、運営の透明性は原則維持されていると考えられる。この記事を素直に読めば、朝日新聞は、日本国民に有益な情報を提供するのではなく、むしろ中国（中華人民共和国）主導のAIIBに肩入れしていると受け取られても仕方がないのではなかろうか。

次に身近な経済情報すなわち消費税率のアップについて私が素人の立場で思いついたことを述べてみたい。メディアも国会も消費税率を八％から十％に上げたときには税収が増えるということを前提にして、増税分の使途について議論しているが、果たしてこの前提が正しいのだろうかという疑問が生じる。高橋洋一氏や上念司氏が主張されるように前提が誤っているとすれば、メディアや国会の議論などまったく時間と労力と金圓の浪費である。

身近な例を挙げて消費税率アップは消費税増収につながらないことを検証してみよう。消費税率八％のときに一台三百万円の新車が十台売れたと仮定してみよう。その際の消費税収の合計は三百万円×〇・〇八×十台＝二百四十万円となる。消費税率が十パーセントに上げられると、一台三百万円の新車が十台売れるという保証はまったくなく、せいぜい七〜八台程度売れれば良い方だろう。七台、八台、九台売れたときの消費税収はそれぞれ、二百十万円、二百四十万円、二百七十万円である。すなわち、新車が九台売れなければ消費税収は増えないのである。節約志向の強い日本国民の心情を考えれば、消費税率アップは必ずしも税収増加につながらず、せっかく持ち直しつつある景気を冷え込ませると予測するのが妥当である。したがって、消費税率をアップしても消費税収入が増えず、景気が冷え込むとなれば、その他の税収（ガソリン税、重量税、不動産取得に係る諸税等）も落ち込む可能性が高く、百害あって一利なしということになる。

それにもかかわらず、財務省もメディアも国の借金約一千兆円を減らすために消費税率アップを主張し財政健全化に固執する理由は何であろうか。そもそもＮＨＫを始めとする大手メディアが報道するように、日本の財政は本当に危機的状況にあるのだろうか。一方でＮＨＫを始めとする大手メディアは、事あるごとに安全資産としての円が買われて円高になったと平気で報道している。明らかに、危機的財政と安全資産である円という報道は矛盾するのである。

常識的に考えて一千兆円もの借金を抱える日本の通貨（円）が、安全資産として国際社会で認知されることはあり得ないのだが、金融為替経済市場は高橋洋一氏、上念司氏、武田邦彦氏の主張通り円を安全な通貨として見なしているようである。ＮＨＫを始めとする大手メディアはこの矛盾についてまったくと言っていいほど国民に説明していない。この矛盾について説明しないばかりか、メディアは国民一人あたり八百万円超の借金があるから、日本の財政は危機的状況にあると連呼するばかりである。日本国民は債務者ではなく債権者であるという事実すら隠蔽しようとするメディア報道には呆れるばかりである。

そもそも、日本国民の預貯金の総額は一千四百兆円程度あると言われているので、金融機関はこの豊富な預貯金を背景にして日本政府発行の国債を購入しているのである。明らかに日本国民は日本政府に対して債権者の立場にある。にもかかわらず、国債の金利は金融機関のみが取得しこれまで国民にはほとんど利息は配分されなかった。要するに大手メディアの報道する国の借金一千兆円超という表現そのものが誤りであり、正しくは日本政府の借金が一千兆円超であり、日本国民は一千兆円超の金圓を政府に貸している債権者である。

もっとも第二次安倍政権が発足してからは、異次元の金融緩和の名のもとで、金融機関の国債購入制度そのものが変わったので、以下にそのことについて言及する。第二次安倍政権発足後、日本政府がたとえば五兆円の国債を発行し三菱東京ＵＦＪ銀行がそれを購入した場合を想定してみよう。三菱東京ＵＦＪ銀行は、五兆円の国債を間をおかずに日本銀行に提示し、日本銀行の国債買取り担当員はその提示を受けて、日本銀行の三菱東京ＵＦＪ銀行名義当座預金口座に五兆円という数字をパソコン画面上で入力する。これで、五兆円の金圓が印刷されることもなく生まれるのである。この場合、幸か不幸か日本国民の預貯金が使われることはない。この金融緩和の現実は、武田邦彦氏が公表しているが、私も地方銀行職員に同様のことを確認しているので、間違いないと思われる。

話を日本の財務状況に戻してみよう。確かに日本政府は一千兆円もの債務を抱えているが、その債権者の大半は日本国民であるので、日本全体でみるならば、日本の財務状況が悪いとは思えない。加えて、ＮＨＫを始めとする大手メディアは、日本政府の資産についてはほとんど報道していないので実際の所日本政府の財務諸表がどうなっているのか国民には知らされていないに等しい。家計に置き換えて日本政府の財務状況を考えてみよう。ある家庭で一千万円の借金があったとしても、もし別に九百万円の預金があり年収が五百万円程度であれば、その家庭の財務状況が悪いとは誰も思わないだろう。一言で述べれば、ＮＨＫを始めとする大手メディアは、日本政府の資産と収入についてほとんど報道していないのが問題ではなかろうか。

では、日本政府の資産は平成三十年二月の時点でどの程度あるのだろうか。高橋洋一氏、上念司氏、武田邦彦氏の発言を大まかにまとめると、日本政府の国内資産は六百兆円程度、日本銀行が保有する国債が三百兆円程度あるので、日本政府の借金一千兆円強から資産九百兆円を差し引いた実質借金は百兆円強と見積もられる。高橋洋一氏は、財務省が海外に向けて公表する財務諸表に基づいて日本政府の借金は実質百兆円強と発言されているようであるが、だとすれば財務省は海外と国内とで二枚舌を使っていると疑われても仕方がないかも知れない。日本の財務状況が極めて健全であることは、最近ＩＭＦも公表しているらしい。為替市場を見ていると、さもありなんと頷ける。

加えて、日本は三百兆円以上の海外債権を有しているので、世界でもまれにみる大金持ちの国であると高橋洋一氏が主張されるのも理解できる。また、日本政府の財政規模は一般会計・特別会計を合わせて年間三百兆円程度あるので、日本政府が国民から集める税金や各種保険料の総額は、三百兆円から国債分を多い目に見積もって五十兆円差し引いても、二百五十兆円程度と推測される。このまま順調に日本経済が少しずつ成長すれば二百五十兆円の政府収入は今後も増加することが期待されるので、百兆円強の借金は問題にならないと考えられる。何せ、家計を支える一般国民とは異なり、日本政府は死なないのであるから、借金をいつまでに返済しなければならないという期限設定もないのである。だからこそ、海外では日本の通貨（円）を安全資産として認めていると思われる。ＮＨＫと大手メディアはその理由を説明しない。

これまで述べてきた、消費税や日本政府の財務状況の話をまとめると、上念司氏の言われる如く第二次安倍政権発足後の五年間で日本政府の財政再建はほぼ終えているので、当面は消費税率を上げる必要はなくインフラ整備・教育研究・国防などに必要な予算を国債発行増額により投入すれば良いことになるのだが、NHKを始めとする大手メディアは一切このことを報道しない。まるで日本が経済的に弱体化するのを望んでいるのではないかと疑いたくなるほどの偏向報道が続けられているのではなかろうか。今後も日本政府の財務状況が危機的状況であるとNHKや大手メディアが報道し続けるのであれば、一方で日本政府の財政再建は終えているという意見も繰り返し報道するのが健全なメディアではなかろうか。このままでは、メディアに反日外国人が多数存在すると疑われても仕方あるまい。

メディアの経済報道で今一つ欠けているものは通貨の本質に関する情報提供である。私は、平成三十年二月九日から二月十三日までベトナムのホーチミンシティーに出張したが、その際に一万円をベトナム通貨に交換した所、何と二百五十万ドンもの札束が手に入った。そこで早速宿泊先のシェラトンサイゴンホテルから近所の動植物園まで十五分程度タクシーを利用して出かけた所、料金は四万ドン程度であった。それを日本円に換算すると四万÷二百五十＝百六十円ということになる。日本人の感覚でベトナムの人々に対して敢えて失礼な言い方をすれば、わずか百六十円の金圓でタクシードライバー一人と車をチャーターして多少のガソリンも消費しながら汗もかかずに私と同行者一名がホーチミン市内を移動したことになる。私から見れば福沢諭吉の肖像を印刷しただけの紙切れが日本国内のみならず海外でも絶大な威力を発揮するのだから驚きに値する。何故に円という通貨がこれほどの信用を有するのか改めて思わずにはいられなかった。

以前なら、円という通貨はいつでもそれに相当する金（ゴールド）に交換できたのであるが、現行国際金融制度において日本銀行は金（ゴールド）保有量にかかわらず円を市場に流すことが可能になっている。もはや日本の通貨のみならず世界の通貨は兌換券ではないのである。もっとも金（ゴールド）にどれだけの価値があるかも意見のわかれる所である。何しろ、金（ゴールド）は食べられないし、エネルギー源にもならないからである。

では、金（ゴールド）に代わり通過の価値を裏打ちするものは何であろうか？　馬渕睦夫氏が講演で世界中の原油取引が原則米ドルにより決済されていると述べておられたが、おそらく単なる印刷物もしくはパソコン画面上の数字に過ぎない米ドルの価値を下支えしているのは、原油取引米ドル決済システムではなかろうか。幸い、日本の通貨（円）は為替市場においてほぼ無制限で米ドルと交換することができるので、日本の通貨（円）の価値も間接的に原油取引米ドル決済システムに依存していると言える。日米同盟の恩恵が国際通貨（ハードカレンシー）としての円にも及んでいることを何故かメディアは報道しない。

現行の米ドル基軸通貨制度において、米ドルと自由かつ無制限に為替市場で交換可能な国際通貨は、円とポンドとユーロとスイスフランだけである。中華人民共和国の人民元は、為替市場で自由に他国の通貨と交換できる分けではなく、為替レートも中華人民共和国の管理下にあるように見受けられるので、ＩＭＦが人民元をＳＤＲ通貨として組み入れたとしても厳密には人民元は国際通貨とは言い難い。中華人民共和国の外貨（米ドル）準備高が底をつくと、人民元は国際信用を無くして暴落することもあり得る。もちろん、韓国通貨ウォンは、少なくとも平成三十年十二月の時点において日本円との通貨スワッピング協定も失効したままであり日韓関係は冷え込んでいるのであるから、いつ国際信用を失くして紙くず同然になるかわからない。通貨の価値と信頼度で見る限り、日本円は人民元やウォンよりも明らかに優位に立っているのであるが、メディアはこのことを報道しない。

先に述べたように、米ドル基軸通貨制度を下支えしているのは、原油取引米ドル決済システムであるが、これに真っ向から挑戦しているように見受けられるのが中華人民共和国（China）とイランである。二〇一五年頃まで数十年にわたって米国の経済制裁下にあったイランは、同国の原油輸出枠に制限が加えられていた。そこでネット情報によると、イラン産の原油をChinaが武器あるいは金との交換という形で入手するという二国間取引が成立したらしい。イランは、同様の取引をトルコ、インド、ロシア、韓国とも実施していたというネット報道もある。平成三十年（二〇一八）八月の時点で米国との経済摩擦を抱える両国（イランとChina）が再び米ドルを介さない二国間取引を実施することになれば、米ドル基軸通貨制度を揺るがす事態を招きかねない。このように米国による対イラン経済制裁は二〇一八年六月頃より始まったいわゆる米中貿易戦争とも無関係ではないと思われるが、大手メディアは複数の国家間の利害対立について掘り下げた報道をしない。

産経新聞の田村秀男氏は経済と軍事は歴史的にみても表裏一体であると主張されるが、この的を得たコメントを支持する大手メディア報道はあまりない。先に述べた米中貿易戦争も、China の軍備拡張を可能にする外貨（米ドル）準備高を大幅に減らすために米国が多少の経済的損失を覚悟の上で仕組んだものであると考えれば納得がゆくのであるが、このことを充分に理解しているメディア関係者、国会議員、官僚は日本にどれだけいるのか甚だ疑問である。China はこの貿易戦争に勝ち抜くため日本に対しても情報操作に加えて賄賂やハニートラップなど様々な裏工作を仕掛けてくることは想像に難くないが、China の立場から見れば国家の存亡に関わることなので裏工作を実施するのは当然のことである。ただ、事は日本の安全保障にも関わるので日本の国会議員・官僚・メディア・企業は一丸となって日本国を毀損しない行動をとるように祈るばかりである。

繰り返しになるが、インテリジェンスやスパイ防止法を欠く日本が激動する国際情勢に過たず対応できるかどうかが最重要課題である。万一日本という国がなくなれば身も蓋もないのであるから、少なくとも平成三十年度の時点では、内政よりも外交安全保証の方が大切であると思えてならない。外交安全保証を確実なものとし平和な日本を次世代に継承するために不可欠なのが、経済力と軍事力である。しかし日本の防衛力は憲法上の制約もあり、私の理解では有事の際も自衛権発動の許可がなければ positive list で動く自衛隊が negative list で動く外国軍に対抗できるとは考えにくい。

日本の自衛隊は、有事においてもあらかじめ国内法で定められたこと（いわゆる positive list）に基づいて初期作戦を立案し行動に移すが、外国軍は国際法の定めにのみ従い戦闘中にやってはならないこと（すなわちnegative list）のみに留意して最初から自由に作戦を立て実行に移す。これでは、自衛権発動前の有事初期においてすら自衛隊は手足を縛られたも同然であり、到底外国軍には対抗できない。このように、日本は人並みに経済力はあっても防衛力が不充分なので、絶えず安全保証上の不安を抱えている。残念ながら大手メディアはこのことをまったく報道しない。

以上のごとく、1）メディアが地球温暖化のみならずAIIBについても一斉に同じ報道を繰り返すときは怪しいという歴史観、2）過去に消費税率が上げられたときに景気が低迷し税収も落ち込み、ろくなことが無かったという歴史観、3）通貨と金（ゴールド）と原油（石油）と軍事にまつわる歴史観、に基づいて素人なりに現状分析をすれば将来損失を被る確率は低くなるのではなかろうか。加えて、馬渕睦夫氏の言によれば、米ドルを発行するＦＲＢは日本銀行とは異なり完全民間会社であり、その大株主はユダヤ系金融資本家及び英国のシティであるということも注目に値する。英国ならびに英国王室は、大英帝国崩壊後も国際社会において隠然たる影響力を保持していると考えるのが妥当であろう。今こそ日英同盟復活の好機かも知れない。

（セ）歴史とメディア
――先の大戦を中心に

（1）日本の台湾統治

本項では日本人の心に刻み込まれた贖罪意識の源とも言うべき〝先の大戦〟に的を搾ってその歴史観を論じてみたい。私は戦後生まれなので、学校教育では「戦前戦中にわたって日本は悪いことばかりしてきた」という講義を受けた。もちろん、テレビや新聞などの大手メディアも同じ論調の報道を戦後七十年以上にわたって繰り返すばかりであった。このような教育や報道に対して疑問を抱く契機を与えてくれたのが台湾旅行である。台湾に行くときは、私の居住地近くの松山空港から羽田経由で台北の松山《ソンシャン》空港に至る経路を取ることが多いが、松山《ソンシャン》空港というと先の大戦で特攻隊が出撃したことで知られている。今から思えば、私は英霊の導きにより松山《ソンシャン》空港に足を踏み入れたのかも知れない。

私は高麗人蔘を始めとする生薬・漢方薬・天然物の研究を二十五年以上続けて来たので、研究試料入手のため韓国、台湾、中国、ベトナム、インドネシア、タイ、イギリス、フランス、ドイツ、沖縄などを訪問する機会に恵まれた。残念ながら韓国、中国訪問では何ら目新しい歴史情報は得られなかったが、平成二十九年から平成三十年にかけて四～五回程度台湾旅行に出かけた際に、これまで私が受けてきた教育内容とは異なる歴史情報が若い現地ガイドや高齢の台湾人からもたらされ、その新たな歴史情報を裏付ける建造物や資料館などにも遭遇した。もしかしたら、我々日本人は戦後七十年以上にわたり誤った歴史観を植え付けられてきたかも知れないということをこれから述べてみたい。

台湾の二十代女性ガイドと雑談していた折に「戦前戦中の統治時代に日本が台湾に残したインフラ（学校、水道設備、道路、鉄道、建造物等）のおかげで台湾は戦後急速に経済発展したので、日本に感謝している。」という話を聞かされた。韓国やChinaでは、そのような話は一度も耳にしたことがないので、私は少なからず驚かされた。そう言えば私の母校大阪大学医学部が戦前帝国大学に移管されたのは昭和六年であったが、何とその三年前の昭和三年に日本は台湾に台北帝国大学を設立し、現地の有能な人材が帝国大学に入学することを許可している。日本は国内の大阪帝国大学設立を後回しにして、統治領の台湾における高等教育を優先したのである。このような事例は、欧米列強によるアジア植民地支配体制の中では皆無である。ちなみに台北帝国大学が戦後国立台湾大学となり、台湾の最高学府として今日にいたっている。

欧米列強（英、米、仏、蘭）によるアジア植民地支配は現地の資源と労働力を搾取することが目的であったが、日本による台湾統治は明らかに欧米列強の植民地支配政策と一線を画するものである。一言で述べれば、戦前戦中において日本は少なくとも台湾では教育の充実という良事を行っていたことになる。その教育を通して、当時の日本が台湾人の自立を促そうと目論んでいたことは想像に難くない。戦前戦中戦後と発展途上国に対する日本政府の支援事業には一本の筋が通っていると思えてならない。

実は、大正十三年（一九二四）に日本は統治下の朝鮮京畿道京城府（現：ソウル特別市）に京城帝国大学を設立し、現地の高等教育を始動せしめた。戦後この京城帝国大学がソウル大学となり韓国の最高学府として今日にいたっている。朝鮮半島統治時代においても、台湾と同様に日本は現地のインフラ（学校、水道設備、道路、鉄道、建造物等）整備に力を注いだことは明々白々であるが、このことに対する感謝の言葉を私は数十回の韓国旅行中に韓国人から一度も聞いたことがない。

戦前戦中の統治時代に日本が残したインフラと昭和四十年（一九六五）の日韓基本条約により朴政権が得た無償有償援助金のおかげで、韓国は戦後急速に経済発展したのであるが、このことを大手メディアは、解決済みのいわゆる徴用工問題が韓国最高裁から提起されるまではほとんど報道しなかった。それどころか、大手メディアの一つである朝日新聞は、戦後虚偽の吉田清治証言をもとに慰安婦問題を捏造し日本人の不要な贖罪意識を醸成するという印象操作を三十年以上の長きにわたって繰り返した。

朝日新聞は日本国内では先述の慰安婦に関わる吉田証言が虚偽であることを認めたにもかかわらず、海外では平成三十年七月の時点においても虚偽報道の訂正を一切していない。それどころか、ケント・ギルバート氏から一万人の署名とともに英文虚偽報道を訂正するように求められても、少なくとも前記の時点では拒否している。すなわち、朝日新聞は戦前戦中の朝鮮統治時代に日本は悪いことばかりしてきたと吹聴することに徹し、靖国神社に眠る英霊を侮辱し続けているのである。その後の調べで、朝日新聞は吉田証言が虚偽である旨の英文訂正記事をネット上にアップしていることが判明したが、何と同訂正記事にはメタタグを貼り付けて一般検索が困難になるよう細工していたことがわかった。

もちろん、朝日新聞による虚偽の慰安婦報道に同調して、日本を非難し続ける韓国政府も御しがたい。旧宗主国である日本から見れば、韓国人は〝恩知らず〟ということになるのだが、特異なメンタリティを有する韓国人にとっては旧宗主国（日本）を貶し現同盟国（米国）に媚びるのは当然の反応である（参考文献19）。事実、日本が宗主国の立場を放棄した途端に（すなわち昭和二十年八月以降に）朝鮮半島では日本人虐殺事件が多発し、十万人程度の日本人が祖国の土地を踏むことなく帰らぬ人となったらしい。安濃豊氏が、中国残留孤児はいるが朝鮮残留孤児は皆無であると述べていたが、おそらく日本の孤児は朝鮮半島で殺害されたと考えるのが妥当ではなかろうか。

これまで述べてきた韓国人の特異なメンタリティについては平成三十年七月に発刊された安濃豊氏の著書『絶滅危惧種だった大韓帝国』（参考文献19）に詳述されているので、ここではこれ以上触れないが、同書は朝鮮半島と日本との歴史的関わりや、日韓議員連盟のみならず日中友好議員連盟などの国益を害しかねない活動実態についても言及しているので、今後日本人が韓国・北朝鮮・Chinaとの交渉方法を考える上でも参考になると思われる。

旧宗主国（日本）を貶し現同盟国（米国）に媚びるという韓国人のメンタリティを認識したうえで、私は平成二十九年（二〇一七）三月を最後に韓国旅行を差し控えている。平成三十年（二〇一八）六月十二日の米朝首脳会談後の合意により朝鮮半島有事の可能性が低くなったような論調で、日本の大手メディアは合意文書につきあれこれ報道しているが、そもそも国際社会における合意事項など誠実に守ろうとするのは日本だけであるという前提に立てば、米朝合意文面について視聴者の大切な時間を潰して無意味な議論を展開する日本の大手メディアには辟易とするばかりである。米朝二国間の合意文書など、その後どちらか一方の国益を損ねると判断されれば容易に破棄される。ましてやその合意文書が大手メディアの報道通り曖昧なものであればあるほど軍事力や経済力に優る米国が有利になるのは国際社会の道理である。米国は平成三十年十二月の時点で依然として北朝鮮を軍事攻撃する体制を解除していないと私は推測しているので、北朝鮮に米軍が駐留するその日が来るまで、朝鮮半島に行くのは韓国人の特異なメンタリティを考慮する限り、危険という結論になる。

米国は北朝鮮と曖昧な合意文書を交しておけば、少しでも北朝鮮に疑わしい動きを見出した際には、米国の判断で合意文書違反を宣言し北朝鮮を軍事攻撃する権利を行使できる。一方、経済力・軍事力において米国よりはるかに劣る北朝鮮は、自らの安全を担保するために合意文書遵守を堅持するしかなく、当然のことながら今後はイランを始めとする他国に核兵器や生物・化学兵器を輸出できないし、核実験やミサイル開発も米国による軍事攻撃の口実を与えることになるので実施できない。要するに平成三十年六月十二日の米朝首脳会談により、北朝鮮の事実上の宗主国もしくは同盟国は、中華人民共和国（China）から米国に入れ換わったと私は理解している。

いや、ひょっとして北朝鮮の事実上の宗主国は馬渕睦夫氏の言によれば、もともと米国であったのだが、それが米朝首脳会談により国際社会で鮮明になっただけかも知れない。もっとも米朝首脳会談の前と後では、北朝鮮の後ろ楯となる米国組織も入れ替わったと考えることは可能である。米国も日本と同様に一枚岩ではないと考えればあり得る話である。

いずれにしても北朝鮮の事実上の宗主国または同盟国は、China から米国に入れ替わりつつあるので、先に述べた韓国人の特異なメンタリティが北朝鮮人にも当てはまると仮定すれば、今後の北朝鮮は China を貶し米国に媚びる可能性は充分にある。そればかりか、米国が平成三十年六月十二日の米朝首脳会談を境にして、China に対する経済的圧力を高めたのは〝経済とメディア〟で述べた通りである。しかも、トランプ大統領は平成三十年七月には米露首脳会談をヘルシンキで開催し、朝鮮半島又は北朝鮮の非核化について合意している。米露二人だけの二時間におよぶ首脳会談で、米ドル基軸通貨制度に挑戦し、領土と軍備の拡張意思を隠さない China をやんわりと包み込むための話し合いをした可能性もあるが、大手メディアはそのことにはまったく触れず、会談の成果は乏しいと報道している。

話を台湾に戻してみよう。平成三十年六月十二日の米朝首脳会談当日、偶然にも私はシンガポールに滞在していたのであるが、そこに飛び込んできたニュースが米国の在台湾協会（事実上の大使館）落成式典である。米国は式典に先立ち台湾旅行法を成立させ、すでにある台湾関係法を補強する形で米国高官が自由に台湾へ行くことを可能ならしめたのである。落成式典にはロイス国務次官補が出席している。北朝鮮を懐柔し、台湾を China から切り離すという明確な意思を米国が示したと感じたのは、私だけではあるまい。日中戦争あるいは支那事変で疲弊した蒋介石率いる国民党軍は、昭和二十年

（一九四五）八月の終戦に伴い日本軍が順次中国大陸から引き揚げたあと、毛沢東率いる共産党軍と熾烈な国共内戦に突入した。しかし米国が共産党軍に肩入れしたため、国民党軍は国共内戦勝利を断念し、海を渡って台湾に逃げ込んだ。当時、台湾は終戦に伴い日本軍も引き上げた後で無政府状態であったので、蒋介石は容易に台湾を支配することができた。その際、現地住民の抵抗に遭い、三十万人程度の台湾住民を殺傷したと言われているが、一九四九年に台湾における中華民国政府樹立に成功している。一方、アメリカの支援で国共内戦に勝利した毛沢東率いる共産党は一九四九年に中華人民共和国を設立した。してみれば、中華民国（現台湾）も中華人民共和国も作ったのは米国であると言えなくもない。

実の所、日中戦争あるいは支那事変において日本軍と戦っていたのは主として蒋介石率いる国民党軍であり、毛沢東率いる共産党軍（当時は八路軍）は日本軍との衝突を避けていた。また日中戦争あるいは支那事変の最中には、南京に親日的な汪兆銘政権が存在していたが、同政権発足の三年前に虐殺事件が起きて三十万人の中国人が殺傷されたという南京事件も、朝日新聞が報道したフェイクニュースであると少なくとも一部の日本人は主張している。なぜなら当時の南京の人口は二十万人程度であったという記録があるらしい。生前毛沢東は「日本軍が蒋介石率いる国民党軍と戦った結果、国民党軍が疲弊したので共産党軍が国共内戦に勝利できた。日本軍に感謝している」と述べている。しかし、日本の大手メディアはこのことをまったく報道しない。そればかりか、中華人民共和国（China）が抗日戦争勝利七十周年記念式典を二〇一五年に開催した時も、日本の大手メディアの大半は沈黙していた。

中華人民共和国は、先の大戦の終わりから四年を経過してできた新興国なので、同国が抗日戦争で勝利することなど物理的にあり得ない。むしろ、中華人民共和国（China）を作ったのは米国であり、日本は計らずもChinaという新興国の独立を間接的に支援したというのが史実である。してみれば、中華人民共和国を支配する共産党政権が日本に感謝することはあっても、日本を恨む理由はあまりない。こんな簡単な歴史的事実すら大手メディアは報道しないのだから、先の大戦の真の歴史的意義を日本の大手メディアが探ろうとしているとは到底思えない。何しろ戦後七十年以上の長きにわたって戦前戦中に日本は悪いことばかりしてきたと報道しているのであるから、大手メディアも日本人も思考が停止しているのではあるまいか。

私が台湾旅行で聞いた話をもう一つ紹介しよう。台北には迪化街という有名な漢方薬通りがあるが、たまたま私が立ち寄った迪化街の漢方薬店で「僕は十二歳まで日本人だった」と流暢な日本語を喋る薬剤師と出会った。昭和二十年（一九四五）の時点で十二歳であれば、同薬剤師と出会った平成二十九年（二〇一七）十二月頃には八十四歳になっていたと推測されるが、年齢を感じさせないくらい同薬剤師は矍鑠としていた。そして一言「台湾は一度たりとも中華人民共和国（China）の一部になったことはない」と主張された。

一八九五年に日清戦争後の下関講和条約が締結されてからおよそ五十年間、台湾は日本の統治領になったのだが、迪化街の薬剤師の話によれば、一八九五年当時の台湾では衛生状態が悪く伝染病が流行していたため、清国は台湾を〝化外の地〟として放置していたらしい。そこで下関条約を渡りに船と言わんばかりに日本に台湾を押しつけたというのが清国の本音らしい。さぞかし日本は台湾に手を焼くだろうと清国は秘かにほくそ笑んでいたそうだが、あに計らんや日本は瞬く間に上下水道などのインフラを整備することにより、台湾の伝染病流行を収束し人口を増加せしめたという話を同薬剤師から伺った。「日本のおかげである」と同薬剤師は、平成三十年十一月十日に再会した時にしみじみと語っていたのが印象に残っている。

台湾ではインフラの整備のみならず前述のごとく台北帝国大学設立に象徴される教育制度の充実もなされたが、そればかりでなく日本は現地の学術研究を発展させるため有能な人材を惜しまず台湾に投入している。私は、たまたま訪問した台北植物園でそのことを目の当たりに見た。平成二十九年（二〇一七）十月二十一日と十二月十日の発見である。台北植物園は、ＭＲＴ（地下鉄）小南駅出口より徒歩五分程度の距離にあり、何と入場は無料である。その中に腊葉館（Herbarium）という赤レンガの外壁を

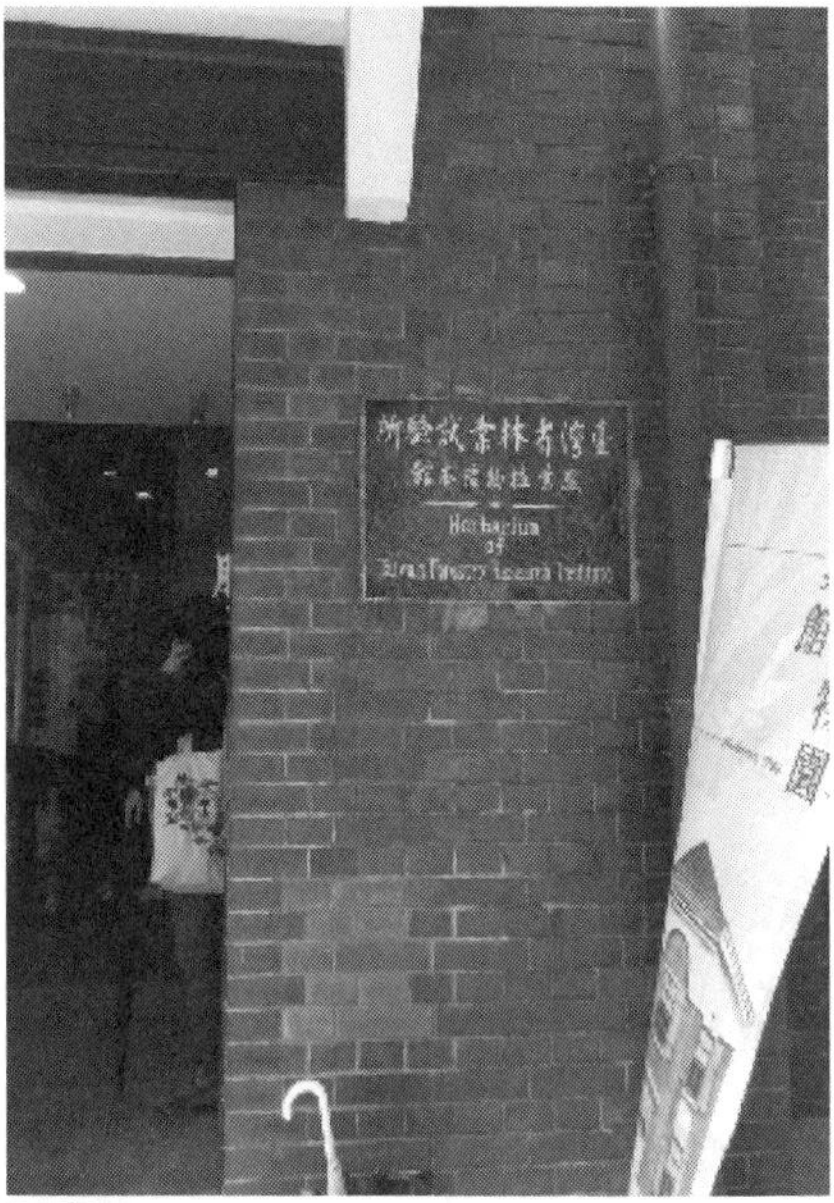

写真１
台北植物園腊葉館（Herbarium）の概観

有する瀟洒な建物があり（写真1）、館内には同館の歴史を中国語、日本語、英語で説明したパネルが展示されている。日本語の説明文を次に抜粋してみよう。

腊葉館は一九二四年に建てられ、昔は台湾総督府の「中央研究所林業部腊葉館」でした。日本統治時代の初期、台湾の森林資源を開発するための「台湾植物調査事業」で採集した植物材料は「腊葉標本（押し葉標本）」を作って保存しました。そこで、当館は台湾で初めて植物標本の保存を目的として建てられた建物になります。当館は林業試験所に所属し、市庁管轄の指定古跡です。保存した植物標本は新たな植物標本館へ移しました。台北植物園の百二十周年を祝うと共に、この建物をリフォームして展示館にし、二〇一七年に再オープンしました。台湾植物研究の歴史、植物の研究と保全保護の観念を大衆に伝う使命を引き継いでいます。

日本統治時代の植物学発展政策を引き継ぐ台湾人の心意気がひしひしと伝わってくる何と素晴らしい説明文であろうか。

さらに私に深い感動をもたらしたのが本館重要人物（腊葉館における重要人物）を記載したパネルである。そこには、金平亮三、川上瀧彌、早田文蔵、佐々木舜一、山本由松、らの日本統治時代に活躍した日本人に加えて、日本の志を戦後に受け継いだ台湾（中華民国）の人々（林渭訪、章樂民）も明記されているので、まさに日本人の魂の琴線に触れるパネルと言っても過言ではない。歴史を素直に表現する台湾の人々の心根が私の五臓六腑に静かに行渡るような感覚に見舞われた。韓国・中国旅行では決して味わうことが叶わなかった感動である。私は確かに腊葉館で古き良き日本と遭遇したのである。しかも、腊葉館の資料によると、前記の日本人はキナノキ、ゴムカズラ、ニッケイモドキ、クスノキなどの植物資源をそれぞれキニーネ（マラリア治療薬）、ゴム、シナモンの代用品、樟脳の原材料として活用する技術を開発していたようである。まさに産学連携の手本と言える。

台北植物園で今一つ特筆すべきことは、植物名人園の存在である。そこでは、日本人や台湾人を問わず新種の植物の名称とそれを発見した研究者の氏名に関する情報が得られる。たとえば、佐々木舜一氏が発見した蘭嶼法氏姜などもさりげなくひっそりと植えられているので、戦前戦中の日本が統治領台湾において採算を度外視して現地の学術・文化の振興のため活動していたことを垣間見ることができる。当然のことながら、今一つの統治領である朝鮮半島においても同様の活動をしていたことは明々白々であるが、その足跡を辿るのは困難である。

(2) GHQが「太平洋戦争」という呼称に固執した理由

これまで述べてきたように、戦前戦中にわたって日本は悪いことばかりしてきたという戦後教育や大手メディアの報道は欺瞞に満ちたものであると言わざるを得ない。この欺瞞に満ちたメディア報道と日本人の贖罪意識醸成を推進したのが、GHQによるWar guilt information program（WGIP）であるらしい。そういう視点から戦後のメディア報道と教育を見直してみると不可思議なことが多々ある。

次にそのいくつかを挙げて論じてみよう。

一つ目は先の大戦の名称である。ＧＨＱは「太平洋戦争」という呼称を日本に強制したので、それに従って未だにＮＨＫや朝日新聞などの大手メディアは「太平洋戦争」と連呼している。しかし、私の亡父は生前、先の大戦のことを大東亜戦争と呼び、教育勅語を諳んじながら決して負けたとは言わなかった（写真2）。父は、鈴木貞一陸軍中将率いる軍隊（おそらく師団）の騎兵として中国大陸で戦っていたが、戦場の真っ只中にいると隣の戦友が銃弾の犠牲となりバタバタと倒れたのでさすがに温厚な父も頭に血が昇り「この野郎」といって前に進んだそうである。まさに、父は紛うことなき帝国陸軍兵士であったと思われる。その父が、大東亜戦争と言っていたのであるから間違いあるまい。

では、なぜＧＨＱは先の大戦の呼称を「太平洋戦争」とすることに固執したのであろうか。「太平洋戦争」というと、我々日本人は真珠湾攻撃、ミッドウェー海戦、ガダルカナルの戦い、ペリリュー島の戦い、硫黄島の戦いなど、西太平洋とその小島での戦闘を想起するが、大東亜戦争というと主戦場は東アジア、東南アジアならびにインドを含む南アジアであるという考えにいたる。昭和の歴史に疎い私でも大東亜戦争という呼称から先の大戦中は帝国陸軍の主力部隊はいわゆるアジアの地域に駐留していたという事実が、容易に想起される。もしかしたら、ＧＨＱはこの事実を隠蔽するために、「太平洋戦争」という呼称を日本に押しつけたのかも知れない。

昭和二十年八月の時点でアジアの地域に駐留していた屈強かつほぼ無傷の大日本帝国陸軍兵士の大

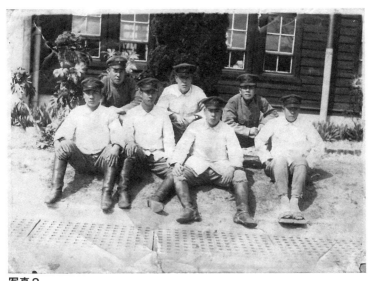

写真２
兵舎前で寛ぐ父（前列右から２番目）

半は、米国軍と正面衝突することなく駐留地を守備した状態であるにも関わらず昭和天皇の御聖断に粛粛と従って自ら武装解除したのである。米国軍がもしアジア大陸に駐留する帝国陸軍と戦うことになっていたら、相方の犠牲は計り知れないものになったであろうから、米国軍は意図的に大日本帝国陸軍主力部隊との正面衝突を避けていたのかも知れない。穿った見方をすれば、米国軍は西太平洋の小島での戦闘で帝国陸軍兵士の強さを身に染みて感じたので、西太平洋での小さな勝利に満足した上で、敢えてアジア地域に駐留する帝国陸軍主力部隊を無視するため「太平洋戦争」という名称を用いることにより主戦場をすり替えたとも言える。

実は、安濃豊氏の調査によれば、米国海軍の艦船は西太平洋と沖縄の戦いだけで特攻のために千二百から八百に目減りしており、日本本土上陸作戦を決行しようものなら米国海軍は全滅の憂き目をみると米国は予測していたので、これ以上の戦争遂行は困難と米国は考えていたようである。すなわち、昭和二十年八月の時点では米国も虎の子の二発の原爆を投下する以外に万策が尽きていたのである。

明らかに、帝国陸軍は当時主戦場を東アジア、東南アジア、南アジアと考え、そこに主力を投入していたが、米国軍はアジア大陸にはほとんど侵攻せずに、少数の日本兵が守備する西太平洋の島々を圧倒的な兵力と武器を用いて攻めている。米国からすれば主戦場は西太平洋と言えなくもないが、三年以上の歳月をかけて西太平洋の島々を占領することにどれだけの経済軍事効果があるか疑問である。利に聡い米国の作戦としてはお粗末である。

ＧＨＱによる主戦場のすり替え並びに米国軍による不可解な西太平洋諸島侵攻について、明快な答えを提供してくれるのが安濃豊氏の二冊の著書『大東亜戦争の開戦目的は植民地解放だった』『絶滅危惧種だった大韓帝国』である（参考文献18、19）。前記著書によると、大日本帝国政府は大東亜戦争開戦前から「南機関」や「Ｆ機関」を創設してビルマとインドの独立に向けた工作活動を開始し、ビルマのアウン・サンやインド独立連盟のプリタム・シンに接触した上で、来るべき独立戦争に備えるための武器供与ならびにビルマ青年に対する海南島軍事訓練なども実施している。また、これらの事実を裏付ける当時の政府資料も発掘されている（参考文献22）。したがって、大日本帝国政府がアジア地域を欧米植民地支配から解放すべく同地域を大東亜戦争の主戦場と定めることは理に叶っている。

大日本帝国政府のアジア植民地解放政策は唐突に出てきたものではなく、日本はすでに第一次世界大戦後のパリ講和会議（一九一九年）の場で、戦勝国の一員として国際連盟に対して人種差別撤廃条項を提案している。大日本帝国政府は人種差別を撤廃しアジアの植民地を解放することと、帝国政府の存続とは不可分であると判断していたと思われる。残念ながらこの提案は、当時のアメリカ大統領ウィルソンの反対のため否決されたが、大日本帝国政府の人種平等・植民地解放政策は明治維新以来の国是と言っても過言ではない。思い起こせば、明治維新は日本が欧米の植民地になるかも知れないという危機意識から実現したものであり、その後の日清・日露戦争も朝鮮半島の植民地化を阻止しつつ同半島の独立を支援することにより日本の安全・独立を担保することが目的であった。このことは安濃豊氏の著書『絶滅危惧種だった大韓帝国』に詳述されている（参考文献19）。残念ながら、大韓帝国末期には朝鮮人だけで欧米列強（具体的にはロシア）の植民地化を阻止できないという判断からか当時の元首純宗は日韓併合を求める勅書を発している。勅書の写しは参考文献19に掲載されており、ウィキペディアでも入手可能なので、ここでは割愛する。

それを受けて大日本帝国政府は伊藤博文が反対したにもかかわらず、明治四十三年（一九一〇）に日本国本土の安全と独立を担保するため止むなく、明治天皇の御裁可を拝した上で日韓併合に踏み切ったと安濃氏は述べている。実はその伊藤博文が皮肉にも朝鮮半島で暗殺されて日韓併合が加速されたのである。しかし、当時の純宗の決断は正しく、もし大韓帝国がロシアに併合されていたらロシア本土よりも温暖な朝鮮半島にロシア人が移住し、朝鮮人はすべてシベリア送りとされて絶滅していたかも知れない、というのが安濃豊氏の推測である。日韓併合後三十五年で朝鮮半島の人口は二倍に増加したわけであるから、まさに純宗は統治能力は欠落していたものの身を捨てて朝鮮人を救ったという点では名君と言えなくもない。

日韓併合当時のアジアと言えば事実上の独立国は日本しかなく東南アジアで辛うじて独立を維持していたタイ王国は、英仏帝国主義勢力の緩衝地帯として存在していたと思われる。実はこの状態は大東亜戦争勃発時まで変わらず続いていたのである。大日本帝国が、人種差別主義を基盤とする英仏米蘭によるアジア植民地支配を終わらせなければ日本とアジア地域との交易もままならず日本の存続も危ういと考えたのは当然である。

安濃氏曰く、まさに英仏米蘭によるアジア植民地支配を終息させることと大日本帝国の存続は表裏一体をなすものであった。そのことを如実に表しているのが、安濃氏が見出した昭和十六年十二月八日午後〇時二十分発表の帝国政府声明である。

帝国政府声明文には「而して、今次帝国が南方諸地域に対し、新たに行動を起こすのやむを得ざるに至る。なんらその住民に対し敵意を有するものにあらず、只米英の暴政を排除して、東亜を明朗本然の姿に復し、相携えて共栄の楽を分かたんと祈念するに外ならず。帝国は之ら住民が我が真意を諒解し、帝国とともに、東亜の新天地に新たな発足を期すべきを信じて疑わざるものなり」と明記されている。

まさにアジアを白人の植民地支配より解放するため大日本帝国は明治維新以来の一貫した政策に従って乾坤一擲の勝負に出たのである。安濃豊著『大東亜戦争の開戦目的は植民地解放だった』（参考文献18）で特筆すべきは、日本軍駐留月数と東南アジアにおける独立（宣言）国数との間には有意な相関があり、何と相関係数は〇・九三〇六三七であるということである。科学的思考に基づけば、帝国政府声明で唱われた大東亜戦争の目的は、同戦争中に着々と達成されたのである。大手メディアは戦後七十年以上にわたって、硫黄島玉砕やインパール作戦を負の側面にのみ着目して報道してきたが、硫黄島玉砕とベトナム独立宣言が時期を同じくして起こり、インパール作戦にはビルマ兵やチャンドラ・ボース率いる自由インド仮政府軍も参加し同作戦がインド独立につながったことを考えれば、少なくとも日本兵が前記の二つの戦場で無駄に命を落としたという報道は公平性・中立性を欠くものであると言える。

当時の日本兵は、戦争目的を達成するために、勇敢に戦った。今を生きる我々日本人は、このことを心に刻み素直に英霊に感謝してもよいのではなかろうか。安濃豊氏曰く、硫黄島の戦いに米国が戦力と時間を費やしている間に、ベトナム、カンボジア、ラオスなどが独立を宣言できたとも考えられる（参考文献20）。

大東亜戦争の目的が植民地解放だったという観点に立って、現在のベトナム、インド、フィリピンなどのアジア諸国や欧米を眺めてみよう。ベトナム旅行に出かけると入国時に日本のパスポートを見た途端に係官が厚意的な対応をしてくれることを経験したのは私だけではあるまい。平成二十九年二月に天皇陛下がベトナムを訪問されたときにも現地の人々が尊崇の念をもって陛下に接していることはニュース映像を見ただけでも明らかであった。大東亜戦争において日本軍がいかにベトナムの独立に貢献したかを現地の人々は知っていると考えれば、すべて合点が行く。インドのモディ首相と日本の安倍首相が抱き合って挨拶する映像は、チャンドラ・ボースや東京裁判で被疑者の無罪を主張したパール判事にまつわる歴史観が両首相の間で一致している証拠だと考えれば腑に落ちる。

また、フィリピンのドゥテルテ大統領が日本の安倍首相を自宅に招いて歓談する映像や同大統領が日本を訪問された際に深々と頭を下げて天皇陛下に拝謁する映像は、大日本帝国政府がフィリピン独立に貢献したことと無関係とは思えない。

参考までに大東亜戦争の始まりから終戦後数日にいたるまでの間に独立（宣言）したアジアの国々を列記するが、詳細は安濃豊氏の著書を参照されたい（参考文献18）。

ビルマ国（現ミャンマー）：昭和十八年八月一日【英国より独立】、フィリピン第二共和国：昭和十八年十月十四日【米国より独立】、自由インド仮政府：昭和十八年十月二十一日【英国より独立】、ベトナム帝国：昭和二十年三月九日【フランスより独立】、カンボジア王国：昭和二十年三月十二日【フランスより独立】、ラオス王国：昭和二十年四月八日【フランスより独立】、インドネシア共和国：昭和二十年八月十七日【オランダからの独立を宣言】である。

大東亜戦争の開戦目的が植民地解放であることは、昭和十六年十二月八日午後〇時二十分発表の帝国政府声明に明記されているわけであるから、それに基づいて大日本帝国政府は前記のごとくアジア諸国独立を支援しつつ昭和十八年十一月六日にはアジアの独立国の首脳を招いて東京で大東亜会議を開催している。出席者は、東條英機（日本）、汪兆銘（中華民国南京国民政府）、張景恵（満洲国）、ホセ・

ラウレル（フィリピン共和国）、バーモウ（ビルマ国）、ワンワイタヤーコーン（タイ王国）、チャンドラ・ボース（自由インド仮政府）である。同会議を要約すると「アジアの住民を欧米の植民地支配から解放した結果アジア地域で多数の独立国が出来れば、互いの伝統と民族の創造性を尊重し緊密な提携の下、交易を盛んにし共存共益を図る」ことが宣言されている。

改めて申すまでもなく、大東亜戦争中のみならず同戦争後も旧日本兵（残留日本義勇兵）はアジアの住民と協力して、アジアの植民地支配再開を目論む英仏蘭をアジアから排除するための独立維持戦争に少なからず貢献している。明らかに残留日本義勇兵は大東亜戦争の開戦目的を奉じて、戦後もアジア住民のために尽くしたのであり、その働きは特にインドネシアやベトナムで顕著であるが、詳細は安濃豊氏の著書を参照されたい（参考文献18）。

そしてついに昭和三十年（一九五五）四月十八日のバンドン会議にて、白人植民地または白人保護区から独立したアジア・アフリカ諸国二十八ヶ国と日本が相集い、平和十原則を宣言することになったのである。日本は昭和二十年（一九四五）八月十五日の時点でアジア地域植民地解放という戦争目的を半ば達成していたが、バンドン会議にてその戦争目的が完遂されたと言える。まさに昭和天皇の勅命を拝した英霊の大願が成就したのである。皇室を国家のアイデンティティと認識する日本だけが為しえた偉業ともいえる。バンドン会議には、欧米諸国は出席していないということも注目に値する。

（3）戦後の欧米諸国

では、アジア・アフリカの植民地を失った欧州諸国は大東亜戦争後どうなったのであろうか。戦前植民地から資源と労働力を搾取して豊かな暮らしを享受していた欧州諸国民（特に西欧諸国民）は、身を粉にして働くという習慣も失せていたので当然のことながら欧州諸国のGDPは戦後著しく低下し、もはや一国だけではその経済は立ち往かないという状況に追い込まれ、やむなくヨーロッパ共同体からEU設立／通貨統合へと動いたのである。EUというと聞こえはよいが、早い話が落ちぶれたヨーロッパ諸国の互助会である。

その互助会も平成三十年（二〇一八）の時点では、イギリスの離脱決定と中東／アフリカからの大量難民／移民流入のため周章狼狽し、崩壊の危機に瀕している。ただ平成三十年のEU混乱は、第二次世界大戦（大東亜戦争）前の西欧諸国によるアジア・アフリカ植民地支配ならびに第一次世界大戦後のイギリス・フランスによる身勝手な中東分割に起因するところが大であるので、冷たい言い方をすれば自業自得／因果応報である。

とは言ってもオバマ政権時代の米国が〝アラブの春〟と称してリビアやシリアに介入し内戦を惹起したことが、EU混乱に拍車をかけたのは間違いあるまい。特に、ヒラリークリントン国務長官がネオコン（軍産複合体）と結託してリビア・シリア・イラクのみならずウクライナ紛争にも関与し、その結果リビアのベンガジにて駐リビア米国大使を含む数人の米国大使館員が殺害されるという悲劇を招いたことは有名な話であるが、この詳細についても日本の大手メディアはまったく報道しなかった。

改めて言うまでもなく、このベンガジ事件がヒラリークリントンの私的メール問題と密接にかかわっているのであるが、詳細は本書の趣旨から逸脱するので割愛する。ただ、ヒラリークリントン国務長官が公的なメール指示を自身の私的携帯電話から発していたために、それをテロリストに傍受された結果ベンガジ事件が起きたということは真実らしい。

私もこのようなお粗末なことが米政府内で起きるとは俄かには信じられなかったが、平成二十八年(二〇一六)六月にドナルドトランプ氏が共和党大統領候補に指名された会場で亡き駐リビア米国大使の夫人が「ベンガジ」と叫びながらドナルドトランプ氏の応援演説をしていたので、これは事実かと感じた次第である。もちろん、ベンガジ事件やヒラリークリントンの私的メール問題が、クリントン財団の不透明な資金流入と無関係でないことは多くのアメリカ国民はネットを通じて知っていたので、このことがトランプ大統領誕生に貢献したともいえる。

では、米国は大東亜戦争後どうなったかというと、戦争に依存する経済体質から脱却できず、朝鮮戦争、ベトナム戦争、第一次湾岸戦争(イラク戦争)、アフガン戦争、第二次湾岸戦争(イラク戦争)やテロとの戦いで膨大な戦費を使い米国の若者(米兵)が血を流し続けたのである。その結果、為替市場でも米ドルは終戦後の一ドル三百六十円の時代からプラザ合意を経て二〇一八年には一ドル百十円程度にまで下落したのである。それでも、米国は二〇一八年の時点で世界第一の経済大国であることに間違いないが、その経済力は他国経済の台頭とともに相対的に低下していることは誰の目にみても明らかであろう。

実は大東亜戦争後、朝鮮半島・台湾・満洲のインフラ整備や教育に資本注入する必要がなくなった日本だけが身軽になり、日米安保条約の規定に従って在日米国軍に守られながら東西冷戦で米国とともに勝利し、平成三十年（二〇一八）には世界でも一、二を争う大金持ちになったのである。その上に日本は、東條英機首相（当時）が大東亜会議でも提唱した大東亜共栄圏の拡大バージョンともいうべきTPP11をまとめあげ、二〇一八年九月の時点で安倍政権はトランプ大統領率いる米国との貿易交渉に挑んでいる。さすがに、米国は理不尽に東条英機元首相を断罪した手前大東亜共栄圏の拡大バージョン（TPP11）に参加するとは言い難いのかも知れない。おそらく、明治維新、日清・日露戦争、第一次世界大戦・大東亜戦争、東西冷戦、中国（中共）台頭に通底する歴史観を安倍政権は内包しているのではあるまいか。さもなければ、地球儀を俯瞰する外交やTPP11発効などできるはずがない。

私は、TPP11の発効を誰よりも祝福しているのは英霊ではないかと感じている。特定の支持政党をもたない私が客観的立場からみても安倍外交は見事であると言うほかないのであるが、日本の大手メディアは安倍政権を貶し続けている。この構図は、トランプ大統領を貶す米国大手メディアとまったく同じであるということは先に述べた。その背後には大きな組織（たとえば米国のメディア、金融、司法を牛耳るディープステイト）が存在すると感じるのは馬渕睦夫氏だけではあるまい。トランプ大統領は、平成三十年（二〇一八）の時点でディープステイトによる司法支配に終止符を打ち、メディアと金融（FRBを含む）に対する戦いを展開しているようであるが、日本の大手メディアはこのことをほとんど報道しない。おそらくディープステイトの問題がひと段落つけば、トランプ大統領は本格的に中国（中共）と対峙すると思われる。朝鮮半島問題は経済制裁と監視を怠りなく実施する限り中国問題より些末なことであると思われるが、なぜか日本の大手メディアは些細なことを大きく取り上げる。中国（中共）も北朝鮮も韓国もすべて米国が作ったという歴史観に立脚すれば、これらの国々の面倒を見るのも大東亜戦争の疑似戦勝国（参考文献18）である米国の宿命かも知れない。

これまで述べてきたように先の大戦を、「太平洋戦争」ではなく大東亜戦争と呼ぶだけで多くの事実が白日の下に曝されるのではなかろうか。我々日本人も、そろそろGHQの軛から自らを解放し〝先の大戦〟と正面から向き合ってもよいと思うのだが、この軛から抜け出せずにいるのがNHKや朝日新聞をはじめとする多くの大手メディアである。戦後七十年以上を経過し、良くも悪くも日米安保条約はその間ずっと続いているのであるから、今さら先の大戦のことを客観的に日本国内で議論しても、日米関係に亀裂が入るわけでもあるまい。むしろ、米国にとっても先の大戦の真実を見極めることは今後の米国の在り方を考える上で有用であり、米国民は決して一枚岩ではないが、それができるだけの見識と度量を兼ね備えているに違いない。

ただし、先の大戦についてはすでに講和条約が締結されているので、条約を破棄するというのならいざしらず、原則として日米政府間で同条約について議論する必要はあるまい。両国においては言論の自由が担保されているので民間レベルで先の大戦の真実を見極め両国関係の発展に資する努力をすれば良いと思われる。

(4) 終戦と敗戦の違い

では、次に終戦と敗戦の相違について考えてみよう。毎年八月十五日になると大手メディアは一斉に終戦記念日という表現を用いて、太平洋戦争(大東亜戦争)は過った無謀な侵略戦争であり、日本はこのことを永遠に反省すべきであるという論調でキャンペーンを展開する。私は昭和二十八年生まれなので、子供心に「そのような悪い戦争を始めて負けたのなら、何故に敗戦記念日と言わないのか」という疑問を抱いたことを覚えている。その疑問に対するこれまでの答えは「日本人は何かにつけ曖昧な表現を用いるので、事実は敗戦であってもそのことを隠蔽するために姑息にも終戦記念日という呼称を採用した」というものであった。おそらく大手メディアのみならず大半の日本人がこの考えに同調するのではなかろうか。安濃豊氏の造語の受け売りだが、これが日本人の心の病ともいうべき敗戦自虐史観であろう。

安濃氏の言に従い、私もこの敗戦自虐史観について再考してみた。先に述べたごとく大東亜戦争の開戦目的がアジアの植民地解放なので、このことを恥じる謂れはまったくない。また、大東亜戦争勃発当時、アジア地域には欧米列強(英米仏蘭)の植民地はあっても真の独立国は日本以外になかったのであるから、侵略すべき国家などアジアには存在しなかったのである。ちなみに、当時の中国は米国の支援を受けながら国民党共産党が共謀して日本に敵対し、日本のアジア植民地解放戦争に横槍を入れていたのである。もちろん当時の中国は欧米列強の租借地、南京の汪兆銘政権、国民党軍、八路軍(共産党軍)などの軍閥、が乱立し国家の体裁は為していなかった。

また、タイ王国は、英仏植民地の狭間にある緩衝地域として辛うじて独立を維持していたので、植民地解放という戦争目的を考えれば大日本帝国陸軍がタイ国に侵攻するはずもなく、むしろ同国と協力関係にあった。改めて言うまでもなく、朝鮮半島・満洲国・台湾は事実上日本の影響下にあり、日本はこれらの地域のインフラ整備、教育・産業振興に力を注いでいたので、同地域は人口が増加して繁栄しつつあった。当然のことながら、漢民族とは異なる人々が居住するこれらの地域に日本が大東亜戦争勃発後に侵略する謂れもない。なお、複数民族が共存共栄していた満洲国の詳細については、本書の趣旨から逸脱するので割愛させていただく。

以上のことより大東亜戦争が侵略戦争であったという大手メディア、中国（中共）、韓国、北朝鮮、日本共産党の主張も根拠がない。従って、今を生きる日本人がアジア植民地解放を大義名分とする先の大戦（大東亜戦争）のことを誇りに思うのが当然であり、自虐意識を抱く必要はまったくない。我々の祖父や父は、欧米列強による人種差別やアジア植民地支配に終止符を打った英雄なのである。むしろ、欧米列強は大東亜戦争において自らの植民地利権を守るために日本に敵対していたのである。

日本人の心の病とも言うべき敗戦自虐史観のうち、自虐史観だけでも大いなる誤認であることが判れば、東京裁判で有罪判決を受けた東條英機らの被疑者も植民地を解放して悪かろうはずがないので明らかに無罪であるという結論にいたる。残るは〝敗戦〟という言葉であるが、これを論じる前に、昭和天皇が昭和二十年八月十四日に発せられた「終戦の詔書」を拝見してみよう。これは、その翌日に玉音放送として日本国民に伝えられた内容と一致する。今を生きる日本人は私を含めて「終戦の詔書」すらろくに知らされず、大手メディアが毎年八月十五日に報道する決まりのお言葉「堪え難キヲ堪ヘ忍ヒ難キヲ忍ヒ」（堪え難きを堪え忍び難きを忍び）しか脳裏に焼き付いていないのではなかろうか。これも明らかに大手メディアによる情報操作であると言えなくもない。

では、「終戦の詔書」のうち最も大事な部分を抜粋し、安濃豊氏によるその口語訳を以下に書き写してみよう（参考文献18）。「それどころか、敵は新たに残虐な爆弾（原爆）を使用して、しきりに無実の人々までをも殺傷しており、惨澹たる被害がどこまで及ぶのか全く予測できないまでに至った。なのにまだ戦争を継続するならば、ついには我が民族の滅亡を招くだけでなく、ひいては人類の文明をも滅亡しかねないであろう。このようなことでは、私はいったいどうやって多くの愛すべき国民を守り、代々の天皇の御霊に謝罪したらよいというのか。これこそが、私が日本国政府に対し共同宣言（ポツダム宣言）を受諾するよう下命するに至った理由なのである。

「私は、日本とともに終始東アジア諸国の解放に協力してくれた同盟諸国に対しては遺憾の意を表せざるを得ない」。「終戦の詔書」の抜粋文口語訳の前半部分は、原爆投下による無差別殺人を非難しており、このままでは日本民族のみならず人類全体が、国際紛争解決手段として原爆が頻回に使用されることにより、滅亡しかねないと警告している。昭和天皇は、皇祖の御霊に寄り添う形で敢えて敗戦の誇りを覚悟の上、人類の安寧と繁栄を最優先に考えられた結果、ポツダム宣言受諾を決意されたことは明々白々である。国際紛争を解決するための手段として行われる戦争には当然のことながら国際法に定められた作法があり、その一つが非戦闘員を殺戮しないため正規軍同志が軍服を着用して対峙することである。米国は、その最低限のマナーを守ることなく、広島と長崎の数十万人にも及ぶ〝無辜の民〟を殺害したのであるから、私見を述べることが許されるのならば、少なくとも二発目の原爆を長崎に投下した時点で米国（軍）の反則負けではなかろうか。

少し話が逸れるが軍服にまつわるエピソードを一つ紹介しよう。私の父は戦争中軍服を着用して馬に乗っていた所、急に私服を着た中国人から切り付けられ足を負傷したことがあると生前述べていた。また平成三十年九月に、偶然にも父と同様に大正生まれで中国に従軍した経験のある男性の健康診断を私が担当した折に、やはり「中国では私服を着た戦闘員が突然攻撃してくることがあったので非常にやりにくかった」という話を伺った。この構図は、尖閣諸島領海やＥＥＺに漁民服を着ながら船を侵入させて来るいわゆる現代中国の〝海上民兵〟と類似していると思えてならない。裏を返せば、戦中戦後を通じて中国には民間人を戦争の災禍から守るという意識が希薄であると言わざるを得ない。このような状況では、戦時中の中国大陸において民間人が私服を着た兵員と誤認され日本兵に殺傷されることは起こり得たかもしれない。冷たい言い方だが、その場合日本兵のみならず戦争の作法を心得てない中国人軍属にも非があると思われる。

話を米国による広島・長崎原爆投下に戻して、米国はなぜ現代から見れば国際法違反であることが明白な原爆使用を決意したのか考えてみよう。一つは、昭和二十年当時、人種差別とアジア・アフリカ植民地支配は白人の常識であったので、国際法は元来白人同士が守るべき規範であって有色人種に適用する謂れはない、と米国は考えていたというものである。米国は、東京、大阪、名古屋などで同じく現代からみれば国際法違反というべき空襲を実行し、やはり数十万人に及ぶ非戦闘員（無辜の民）を殺傷しているが、その一方で広島・小倉・長崎・京都・奈良などにはあえて空襲を実行せず無傷のままで市街地を温存し、虎の子の原爆二発の効果を試す準備を進めていたという話を小耳に挟んだことがある。もしこれが事実なら、米国人は有色人種に対しては何をしても良いと考えていたと結論される。高山正之氏は、米国人がインディアン（銅色人種）の女子・子供を多数殺傷することによりジェノサイドを試みたと述べているので、これと同じ発想を昭和二十年当時の米国民が抱いたとしても不思議ではあるまい。それにしても昭和十六年の真珠湾攻撃において、大日本帝国海軍は軍事施設・軍艦・軍属のみを攻撃したことを米国は認識していたはずであるが、その四年後に日本に対して無差別殺傷を行う当時の米国には日本の武士道精神が伝わらなかったようである。

二つ目は、安濃氏が提唱されたように、米国はもはや大日本帝国陸軍によるアジア植民地解放（すなわち大東亜戦争の開戦目的）を押し止めることが困難な状況にあると判断し、むしろ追い込まれた形で原子爆弾を投下したという考え方である。先に述べたごとく、米国が硫黄島などの西太平洋の小島を攻めている間にベトナムを始めとするアジアの諸民族が次々と独立（宣言）し、欧米列強による植民地支配の終焉が現実味を帯びて来る中で、米国は大日本帝国陸海軍の不屈の戦闘能力を分析した結果、もはや日本上陸作戦は甚大な犠牲者を米国にもたらすので事実上不可能と判断したと思われる。

日本本土上陸作戦は不可能であると米国に判断せしめたのが特攻隊の存在と活躍であることは先に述べた。また、東アジア、東南アジア、南アジアに駐留する三百万もの大日本帝国陸軍主力部隊と正面より交戦してアジアの植民地を奪還することも日本上陸作戦と同様に夥しい米国兵死傷者を出すので困難と考えたようである。要するに米国は、西太平洋島嶼戦の取るに足らぬ勝利に心ならずも満足し、最終手段として国際法違反である原爆投下に踏み切り無差別殺人を敢行したという推測も当時の彼我の戦力を冷静に分析すると成立する。詳細については、安濃豊著「太平洋島嶼戦はアジア解放のための囮作戦に過ぎなかった」（『国の防人　第六号Ｐ１４８―１６１、展転社、参考文献20）を参照されたい。おそらく一つ目と二つ目の考え方が相まって米国の原爆投下作戦が推進されたのであろう。

原爆犠牲者の悲惨な末路や破壊された長崎の教会を目の当たりにして、米国は自らが犯した罪の深さを悔いたであろうが、そのことを隠蔽するためにアジアの植民地を解放した英雄である大日本帝国陸海軍の指導者を極悪人に仕立て上げるしか方策がなかったのであろう。それが東京裁判である。大東亜戦争の開戦目的がアジア植民地解放であるという歴史認識に立脚すれば、東京裁判は理不尽極まりない所業であるという結論にいたる。一つの大罪を糊塗するために、また次の悪行に手を染めざるを得なかった米国は、戦後七十年以上に渡ってＷＧＩＰ（War Guilt Information Program）すなわち日本悪玉説を推進し日本からの核報復を心の奥底で恐れつつ日米安全保障条約の名の下に少なくとも表面的には日本列島を守ってきたのであろう。このあたりの米国民の心情を慮ると安濃氏ならずとも米国が憐れに思えてくる。一言米国に対して「我々日本人は伝統的にすべて水に流すという度量を培ってきたので、核による報復など思慮の外である。ただし、三発目の核弾頭を喰らうことだけは何が何でも回避したいので万難を排して協力して欲しい」と伝えたいのは私だけではあるまい。

今になって思えば、昭和二十年八月の昭和天皇の御聖断のおかげをもって、米国はその後七十年以上の長きにわたって、原爆を無差別殺人のために使用した唯一の国として苦悩し続け、今日にいたるまで核兵器の使用を躊躇しているのである。なお、昭和天皇がポツダム宣言受諾を決意されたのは、ひとえに原爆投下の残虐性に御心を痛められたためであり、客観的資料に基づけばソビエト参戦は御聖断にまったく影響を与えていなかったことをこの場で申し添えたい（参考文献21）。まさしく、昭和天皇の御聖断が核戦争による人類滅亡を阻止することに貢献し、米国は「終戦の詔書」に事実上ひれ伏したと安濃豊氏は考えているのではなかろうか。

では、「終戦の詔書」の最重要部分口語訳の後半四分の一に目を移してみよう。ここでは、日本と共に終始東（南）アジア諸国の解放に協力してくれた同盟諸国（大東亜会議出席国を含む）に対して、志半ばにして終戦を決意せざるを得なかったことが遺憾であると述べられている。これこそが、昭和十六年十二月八日午後〇時二十分に発表された帝国政府声明と対をなす昭和天皇の御心であり、アジア植民地解放が大東亜戦争の目的であったことの証である。過去の公文書を紐解けば、日本人なら誰でもわかる事実が、大手メディアのみならず既存の歴史学者や評論家からも報道されなかったのは由々しき問題であろう。

ここまで本書を読み進めば、日本が明治維新から大東亜戦争終焉まで一貫して人種差別撤廃やアジア植民地解放を目指しつつ孤軍奮闘してきたことが理解される。そして、昭和天皇が遺憾に思し召されたことを知ってか知らずか、ポツダム宣言受諾後も残留日本義勇兵が戦争目的であるアジア植民地解放のために命を懸けて戦い、先に述べたごとくついにバンドン会議において大東亜戦争目的達成が確認されたのである。

ここでプロイセンの軍学者カール・フォン・クラウゼビッツの著書「戦争論」に触れてみよう。クラウゼビッツは「戦勝国とは戦争によって外交目的を達成した国である」と定義している。これまで述べてきたごとく、日本は大東亜戦争の開戦目的（外交目的）であるアジア植民地解放を最終的に達成しているので、クラウゼビッツの定義に従えば、論理的に日本が戦勝国となる。また、本書ですでに述べたごとく、現代から時代を遡ってみれば原爆を広島・長崎に投下した時点で米国の反則負け（国際法違反）とも言える。なお、安濃豊氏の主張通り降伏文書調印など戦勝判定にはあまり関係がないことも明らかである。なぜなら、米国はベトナム戦争に負けたことを認めているが降伏文書に調印などしていないからである。ベトナム戦争では、南北ベトナムの統一と独立を戦争目的に掲げてベトナム人は米国と戦い、明らかに米国兵よりも多くの民間犠牲者・戦死者を出しながらも戦争目的を達成したのである。それ故に世界中がベトナムを戦勝国と認めている。大東亜戦争とベトナム戦争を重ね合わせればその構図が類似していることは明らかであろう。昭和二十年八月十五日を敗戦の日とは呼ばず、あえて控え目に当時の日本人が終戦の日と呼んだことには合理的なわけがあると言わざるを得ない。歴史の歯車は、戦勝国（日本）の意図に従って回ったのである。

（5）戦後のメディア報道

本書の読者は、何故に安濃豊氏の著書や論文のみを引用して私が大東亜戦争の真実を語るのか訝しく思われる向きも多いと察する。それは至極当然の疑問である。私は、自宅において地上波デジタル放送や衛星放送のみならず産経新聞以外の新聞・雑誌も見聞きすることはできないが、当直病院や空港ラウンジでほとんどの大手メディア報道に接することができる。大手メディア報道に顔を出す記者、キャスター、ジャーナリスト、芸能人、解説者、司会者、アナウンサーは思想信条を問わず、放送・出版業界（メディア機関）から報酬や講演料を得ており、中には外国のインテリジェンスからの情報もしくは援助（資金援助を含む）に依存している方々もいるのではないかと疑いたくなるほどである。このような大手メディア報道に顔を出す方々の言うことは、素人の私からみても必ずと言っても良い程歯切れが悪く矛盾点に満ちており、歴史観が乏しく、世論をあらぬ方向に誘導していると思われても仕方のない内容が多く含まれている。

連日、このようなフェイクニュースもどきが国内外を賑わしている中で、その一つ一つを取り上げる時間も暇も私には無いので最近は大手メディア報道に接するのを極力控えながら、自分自身の人生の時間を大切に使うことに留意している。要するに大手メディアに顔を出す方々の大半は、それ自体を〝生業〟としているので、そこから発する言葉が客観性・公平性・普遍性を欠くのはやむを得ないと言えばそれまでだが、それが世の中に及ぼす害毒には看過できないものがあることも事実である。そういった理由で、本書では大手メディアの主張を紹介することなく、その問題点に言及したのである。したがって、大手メディアに出演している方々の著書やコメントを引用することは極力差し控えた。

大手メディアの報道とは異なり、インターネット空間では、馬渕睦夫氏、日下公人氏、加瀬英明氏、高山正之氏、上念司氏、高橋洋一氏、藤井厳喜氏の御講演に共感することしきりであった。とくに馬渕睦夫氏、日下公人氏、高山正之氏、藤井厳喜氏、加瀬英明氏の大東亜戦争にまつわる歴史観は、安濃豊氏のそれと通底するものがあると感じられたが、やはり失うものがまったくないことを悟りながら公平無私かつ論理的な発言をラジオノスタルジアで繰り返す安濃豊氏の揺るぎない使命感は別格であると私には思われた。それは、医療や医学研究の現場で利害得失を考えず、ひたすら修行僧のように患者の治療と苦痛軽減に専念する名もなき医師と研究者の姿とも重なるのである。思えば、英霊を含めて古き良き日本には公平無私な人材が溢れていたのではなかろうか。そして、公平無私な人材こそが時代を動かすことを思うとき、日本の将来を憂うのは私だけではあるまい。

私は、これまでメディア関係者に直接面談して話を伺いたいなど思ったことはなかったが、安濃豊氏にだけは互いに生きている間にお会いしたいとの衝動にかられ、その旨を打診する手紙を認めたところ、快諾していただいた。平成三十年四月二十八日（土）に札幌で夕食をともにしながら、こよなく酒を愛する安濃氏と歓談し、戦勝解放論、旭川第7師団所属のアイヌ出身兵の活躍、沖縄戦の真実などを伺うことができた。とくに一方的な戦争被害者を装う一部の沖縄県民に対して、冷水を浴びせるように〝くたばれ沖縄〟と臆することなく主張されることには、それなりの理由があることもわかったが、戦後の被害者ビジネスと言っても過言ではないその詳細については「（ソ）おわりに」で述べることにして、話を戦後のメディア報道に移すことにしよう。

これまでにも少し触れてきたが、戦後はＧＨＱのＷＧＩＰ政策に従って、大手メディアは大日本帝国陸海軍と同政府悪玉論を吹聴し、大東亜戦争の真実を知る保守系有識者二十万人の公職追放やハーグ陸戦条約違反ともいうべき大日本帝国憲法廃止（すなわち現日本国憲法制定）にも目を瞑り、ＧＨＱが日本を去ったあとでも戦前戦中の日本悪玉説を肯定する教育に異を唱えることなくむしろ加担してきたのである。それでも大東亜戦争の真実を知る日本人が多く生存している間は、ＧＨＱ支配から免れてまもなく、東京裁判で有罪判決を受けた戦犯の赦免決議案を国会が全員一致で承認したことはあったが、東京裁判史観が戦後七十年以上にわたって日本社会にまるで清水に一滴の黒インクが落ちたように浸透していったのである。

このような東京裁判史観の拡散を可能にしたのが、戦前は非合法であった共産党の合法化、二十万人の公職追放後の穴を埋めた粗悪な人材（日本教職員組合構成員と大学教授を含む）およびＧＨＱによる公職追放に恐れをなし節を屈した公務員・教職員・大学教授である。共産党は戦後に公務員試験、司法試験、医師国家試験の同党合格者を合法的に行政・教育・司法・医療の世界に送り込み日本社会を内部から切り崩してきたと思えなくもないが、それを何とか押し止めてきたのが、皇室の存在であることは間違いない。その皇室すら、ＧＨＱによる一部宮家廃止の影響を受けて、弱体化しつつあると懸念するのは私だけではあるまい。ちなみに共産党幹部はソ連・中国、北朝鮮、キューバ、日本などいかなる国においても選挙で選ばれることが無いので、共産党は民主主義とは相容れないのである。

戦後のメディア報道の問題点につき少し硬い話をしたが、一つ卑近な例を挙げてみよう。それは国際連合（略して国連）という言葉である。平成二十九年（二〇一七）九月のトランプ大統領国連演説がNHKのBS1で放送されたときに、トランプ大統領は間違いなく国連の事をUnited Nationsと呼んでいた。以前に一度、United Nations（連合国）のことを戦後七十年以上の長きにわたって世界中で日本だけが国際連合（国連）と誤訳していると青山繁晴氏が話しているのを聞いたことがあるが、同氏はそれ以上踏み込んだ話はされなかったので、ことの真偽はわからなかった。実の所、同氏は先の大戦のことを大東亜戦争と呼んでいるかどうかも定かではなかったので、同氏の歴史観が不詳であるという見地から本書では同氏の過去のコメントには言及しなかった。

しかし、この誤訳は私なりに考えても由々しき問題である。国連と聞くとなぜか権威ある国際機関というステレオタイプのイメージを真面目な日本人は抱くが、それが誤訳であり実は連合国であるということになると話はがらっと変わる。東京にある国連大学も実は連合国大学であるという観点に立てば、そのような大学に日本人の血税を原資とする補助金を毎年支給する謂れもないということになる。また、国連人権委員会が、日本の皇族制度が女性差別に当たるとかという理由で是正勧告してきても、実はその勧告は連合国人権委員会からのものであると受け取れば、一言「二千年以上におよぶ日本の伝統に対して、事実上の敗戦国（あるいは安濃氏曰く疑似戦勝国）が何をほざいているのか。余計なお世話だ。もう国連分担金の支出も凍結する」と反論したくなるのは私だけではあるまい。国連はすでに機能不全に陥っている。

国連（連合国）人権委員会の構成員や発言者の中には中国人、韓国人、日本人などがいるようであるが、その日本人（弁護士という情報もあり）が菊の御紋をあしらったパスポート（旅券）を持ってニューヨークまたはスイスに行き、皇室の在り方、慰安婦問題、南京事件などの案件で日本に仇なす根拠なき発言を繰り返すのは、世界中どの国の民をとってもほとんど例はあるまい。私は、カナダ留学中に〝動物実験反対を叫びながら、病気になったら動物を犠牲にして開発された薬を服用する動物愛護団体構成員がいる〟という話を聞いたことがあるが、まさに前記の根拠なき発言を繰り返す日本人は動物愛護団体構成員と類似しており日本旅券を持ってニューヨークまたはスイスに行く資格はないのではあるまいか。日本国内に不満があれば、何も海外にまで行ってそれを吹聴する必要はなく国内で議論すれば済む話である。

今一つ平成二十九年（二〇一七）九月のトランプ大統領の国連演説で注目すべきは、同大統領が米国第一主義を宣言する一方で、他の国も同様に自国第一主義で良いと述べていることである。まさに、グローバリズムの対極にあるナショナリズムの台頭を象徴するような演説であった。ところがNHK BS1の日本語解説では、トランプ大統領が米国第一主義を宣言したということだけが報道されていたので、当直先病院でこの放送を聞いていた私はびっくりしたことを覚えている。最も大事な発言を素っ飛ばして、トランプ大統領を落としめる意図がNHKには明らかであると確信したのは、この時である。

その後もＮＨＫの報道を当直先病院で見聞きしていると、米国大統領に敬意を払うどころか同大統領の政策もまともに解説することなく的外れな国際情勢分析を繰り返しているのであるから、もはやＮＨＫには公共放送担当能力が欠落していると言わざるを得ない。そういえば、五〜九年前だったか正確な時期は記憶にないが、韓国や台湾に旅行した時にＮＨＫがＢＳ３でイサン、トンイ、馬医などの韓流歴史ドラマを放映しているのを現地ホテルで見たことがある。日本人の血税を原資とする補助金を政府から受け取り、その上に日本人から受信料を徴集しておきながら、色とりどりの柄をあしらった衣装を身に着けた韓国俳優が出演する韓流歴史ドラマを海外で放映する無神経振りには呆れるばかりであった。イサン、トンイ、馬医というドラマが設定された時代には、韓国には衣服を染色する技術はなかったのであるから、ＮＨＫは明らかに日本人の金圓を使いながら、韓国のプロパガンダに加担していたことになる。そんなことをする暇があるなら、「海外で宇和島城の映像でも流して日本の伝統や文化を紹介する方が洒落ている」と言いたいくらいである。血税と受信料をＮＨＫに支払っている善良な日本人が気の毒でならない。

国連というのは実は連合国であると理解すれば、中華人民共和国が国連（連合国）安全保障理事会の常任理事国の一角を占めることも筋が通らないかも知れないということがわかる。なぜなら大東亜戦争は昭和二十年八月十五日に終息しているわけであるから、昭和二十四年（一九四九）に建国した中華人民共和国が連合国の一員になれるはずがないのである。こうしてみれば、国連というのは、さほど重要な機関ではないということが分かると思うので、日本は国柄に合うと判断した時にのみ国連（連合国）を利用し、国柄に反すると思えば国連（連合国）を無視すれば良いという結論が導かれる。こんな簡単なことも大手メディアは戦後七十年以上の長きにわたって報道せず、日本人の思考能力を削いできたのである。

これまで歴史とメディアの話を先の大戦に着目しながら述べてきたが、①先の大戦を太平洋戦争と呼ばず大東亜戦争と呼ぶこと、②敗戦という表現は適切ではなく控え目に言っても終戦であるということ、③日本だけがUnited Nations（連合国）のことを戦後七十年以上の長きにわたって〝国際連合〟と誤訳していること、に思いいたれば、今を生きる我々日本人は、戦後七十年以上大手メディアや教育機関の情報操作、フェイクニュース、プロパガンダ又は洗脳に曝されてきたことが遅まきながらわかるであろう。

私は、大東亜戦争の真実を垣間見た今、六十五歳にしてようやくこの国に生まれて良かったと心の底より思うようになった。今を生きる日本人全員が同じ思いを持てた時、慰安婦問題も南京事件もすべて吹っ飛び、拉致問題解決や憲法改正（国防対策）も一挙に進むであろう。それが、真の大東亜戦争終結である。紅蓼の研究で培った歴史観と持ち前の科学的思考のおかげで安濃豊氏の話を一度拝聴しただけですべて理解できたことも幸運であった。大東亜戦争で国のために死力を尽くした英霊と世界旅行を可能ならしめた菊の旅券に感謝。

（ソ）おわりに
――旭川第7師団にまつわる安濃豊氏の話を中心に

神農本草経には三百六十五種類の生薬の効果効能が記載されており、高麗人蔘はそのうちの一つに過ぎない。皮肉な見方をすれば、三百六十五分の一の研究に私は二十五年以上の歳月を費やしたわけであるから、神農本草経に記載されたすべての生薬について研究するだけでも延べ八千年以上の時間がかかるということになる。そういう息の長い研究も必要であると私は思うのだが、昨今のお上の方針では選択と集中とか言いながら短期的な研究成果が求められるので、落ち着いて研究もできない状況に大学は追い込まれている。大学研究者の自由な発想を阻害するようなお上のやり方には実の所閉口している。研究にも歴史観が必要ではあるまいか。二千年前に始まり二千年後も続いているであろう生薬（高麗人蔘）研究が西洋のノーベル賞にそぐわないのは自明の理だが、奈良の正倉院にも高麗人蔘が高貴薬として保管されていることを考えると生薬研究は日本の伝統の一環として位置づけられるものかも知れない。

シンガポールのシャングリラホテルの朝食会場に出し汁と具を選べる手作りラーメンコーナーがあったので、私はそのコーナーに行き古老の女性に出し汁はチキンスープ、具はエビを多目にと頼んだところ、「あんた日本人か」と聞かれ「そうだ」と答えると「良い国（ナイスカントリー）だ」というコメントが返ってきた。同じくシンガポールの地下鉄チャイナタウン駅そばの中国系総合雑貨食品店で漢方薬を購入しようとしていると、店の責任者らしい古老の女性が近づいてきて、「あんた日本人か」と聞き「そうだ」と答えると、いきなり値引きしてくれた。私よりも一回りは年長と思しき古老の女性の眼差しが柔らかい。これも大東亜戦争中にシンガポールに駐留した大日本帝国陸軍兵士の規律正しい善行の賜物かも知れない。

安濃豊氏から直接伺ったアイヌの人々の話を紹介しよう。アイヌの人々は明治維新後狩猟生活を禁じられ他の日本人と同様の職に就くよう明治政府に指導されたが、読み書き計算ができないため職場勤務が長続きせず、その生活は困窮を極めた。そこでアイヌの若者はご飯を好きなだけ食べられる軍人になることを希望し、その多くは旭川第7師団に属した。狩猟を生業としていただけあって、アイヌ出身兵の身体能力と視力ならびに射撃能力は人並み外れて優れていた。そのアイヌ出身兵が日露戦争で日本を救うのである。

私の拙い記憶で誤りがあるかも知れないが、及木希典統いる第三軍が旅順二百三高地を落とすことができず苦しんでいた所、児玉源太郎が一時乃木希典より指揮権を譲り受け二百三高地攻略を手掛けたらしい。児玉は内地出身者が中心となって構成されている第三軍では二百三高地を攻め落とすことは困難と考え、アイヌ出身兵を多数含む旭川第7師団の投入を決意したらしい。ここからは、私の推測だが、アイヌ出身兵は二百三高地という小高い丘から雨霰のように機関銃を連射してくるロシア兵を目掛けて夜間に塹壕を築きながら粘り強く匍匐前進し、持ち前の視力と射撃力で着実に二百三高地を守るロシア兵を仕留めたのではあるまいか。いずれにしても二百三高地に一番乗りしたのは、旭川第7師団のアイヌ出身兵北風磯吉であり、彼が明治天皇からその軍功に対して勲章を授与されたことは事実である。

私も実際に旅順の二百三高地に家内と中国人留学生（朱鵬翔君）と伴に登ったことがあるが、機関銃の乱射がなければ特段の苦労もなく到達できる丘であった。驚いたことに二百三高地から周りを眺めると、虎の尾のような形をした細い堤防で出入り口を狭く制限された旅順港が丸見えであった。二百三高地を攻略した日本軍が、そこから旅順港に停泊していたロシア旅順艦隊を大砲により殲滅したのは紹介するまでもあるまい。むろんロシア旅順艦隊が港から出られないように海上を封鎖していたのが東郷平八郎率いる大日本帝国海軍の連合艦隊であることも周知の事実である。

ロシア旅順艦隊殲滅からさほどの日を置かずして、大日本帝国海軍連合艦隊は日本海を北上してきたロシアのバルチック艦隊との海戦で大勝利を収めたのは有名な話であるが、二百三高地攻略とロシア旅順艦隊殲滅がなければ、大日本帝国海軍連合艦隊は日本海でロシアの二つの艦隊に挟み撃ちにされ全滅していたかも知れない。まさに、アイヌ出身兵を含む旭川第7師団は日本の救世主であると言える。したがって、アイヌ利権などと非難してアイヌ出身の人々の名誉を棄損するということは礼節を欠く言動であると考えるのが妥当ではなかろうか。

勇猛果敢な旭川第7師団の兵士たちは、ガダルカナルの戦いや沖縄戦で甚大な犠牲を出しながらも、大東亜戦争の目的（アジア植民地解放）を達成するため大いに貢献したので、同師団の名誉のためにここで安濃氏の受け売りになるがその軍功を紹介したい。旭川第7師団は、北海道出身者なら誰でも知っているると平成三十年四月末に札幌を訪問した時にあるタクシー運転手から漏れ聞いたが、大東亜戦争でいかなる犠牲を出そうとも本土の日本人は戦後そのことをあまり口に出して権利の主張はやらないというのが安濃氏の見解である。それに比べて沖縄県民は何だというのが同氏の主張である。このあたりのことをもう少し、同氏の話を紹介しながら考えてみたい。

旭川第七師団所属のガダルカナル島守備兵が、米国軍と戦い壊滅的損害を被ったことはよく知られているが、ガダルカナル島を始めとする西太平洋の島々で米国が日本の守備兵と戦っている間に東南アジア・南アジアに駐留する大日本帝国陸軍主力部隊は着々と植民地解放を推進したわけであるから、ガダルカナルを含む西太平洋小島での戦いは陽動作戦の一つであるというのが安濃氏の持論である（参考文献20）。平ったく言えば、大日本帝国陸軍は肉を切らせて骨を断つという捨身の作戦を敢行したのである。しかし沖縄戦では、旭川第七師団所属の守備隊は内なる敵に悩まされたらしい。

米国が沖縄本島を攻撃してくる前に、同島の日本軍守備隊は攻撃の標的とされる本島南部の住民四十万人をすべて本島北部と台湾に避難させる計画を立てた。ところが三十万人が守備隊の指導通り避難したものの残りの十万人は避難を拒否したため、止むなく緊急避難が必要になったときには沖縄警察が十万人の住民を避難誘導することで合意した。その沖縄警察が米国の上陸作戦開始を見て住民の面倒をみることを放棄して逃走した。仕方なく沖縄の憲兵隊が十万人の住民を避難させ、同住民に同隊が持っていた食糧をすべて与えた上で戦地に戻り全滅した。その後、一部の住民は日本の守備兵とともに山間部の複数の洞窟に隠れていたが、外から他の住民が内地出身の日本兵には理解できない沖縄方言で洞窟内の住民に呼びかけた所、なぜか洞窟内の住民はそこから出て行った。その後、しばらくすると米国兵がやって来て洞窟内にいる日本兵に攻撃を仕掛けたので、多数の戦死者が出た、というのが安濃氏の話の要約である。

おそらく、沖縄戦で何万人もの犠牲者を出し壊滅的損害を受けた旭川第七師団の生き残りの方々から得た情報であろう。旭川第七師団の生き残り兵の証言によると、十万人の住民がもたれかかって来たので沖縄ではまともな戦いはできなかったらしい。もちろん、当初避難を拒否した十万人の住民の中には、日本軍守備隊と運命を伴にした方々がいたであろうが、安濃氏の話が事実なら日本を裏切った住民もいたということになる。要するに極限状態では人はどのような行動をとるか予測できないということであろう。ちなみに沖縄本島北部と台湾に避難した三十万人は全員無事であったらしい。

沖縄県民は県警も含めて沖縄戦の被害者であると同時に加害者でもあるというのが安濃氏の意見であるが、沖縄戦では内地出身の日本兵が数万人規模で戦死しており、しかも沖縄本島北部または台湾への避難を拒否した住民の中から多数の死傷者が出ていることを考えると、当時の大日本帝国陸海軍は沖縄戦でも県民を見捨てることなく死力を尽くしたというのが妥当な見解であろう。したがって、沖縄戦では県民は一点の曇りもない被害者であったというのも戦後のメディアが作り上げた虚像かも知れない。

現在、沖縄が抱えている米軍基地や政府の補助金（交付金）に関わる問題も、沖縄戦の真実を日本人が共有する所から考え直す必要があると思われる。沖縄戦に限らず、戦争の現場が凄惨であればあるほど当事者として現地にいた住民や軍属の体験談も千変万化することは想像に難くない。もちろん戦地から寄せられる話に基づき大東亜戦争を語ることを私は否定するものではないが、やはり大きな流れとして当時の公文書と歴史的事実をもとに大東亜戦争の開戦目的（植民地解放）を理解することが肝要ではなかろうか。

以上の沖縄戦にまつわる話を念頭に置きながら、私が平成二十九年暮れに沖縄を訪問した時の印象や現地ガイドの話振りを紹介しよう。沖縄を訪問して驚いたのは、その貧弱な公共交通インフラである。那覇空港から国際通りの複数駅を経由して首里にいたる小さなモノレールと沖縄本島南北を結ぶ一本の高速道路だけがあり、鉄道すらない。これでは、沖縄本島北部の過疎地の経済発展も望めない。いったい日本政府が沖縄県に配分した交付金もしくは補助金（ネット情報によると総額で二十七兆円程度とも言われている）は何に使われているのであろうか。昨年度も三千億円以上の一括交付金（すなわち使途を限定しない金圓）が沖縄に支給されているが、その使途すら県外には伝わって来ない。それでいて、現地ガイドの話によると沖縄では米券が県民全員に対してかどうかは不明だが、未だに配給されているらしい。米券は、それに相当する金額のものであれば、いろんなことに流用できると同ガイドは述べていたが、もう少し詳細を尋ねると口をつぐんでしまった。

一方で、同ガイドは沖縄の独立を主張して憚ることがなかった。このとき、私は、毎年沖縄県に支給される一括交付金の一部は、県民の飲み食いのために費やされていることを確信した。日本政府からの一括交付金をおそらく原資とする米券を受け取りながら、沖縄独立を叫ぶ現地ガイドに対して、私は空いた口が塞がらなかった。そのメンタリティは、根拠のない慰安婦問題や解決済みのいわゆる徴用工問題をたてにして日本政府や日本企業から金圓を巻き上げようとする一部の韓国人のメンタリティと通底する。

真に沖縄独立を願うなら、日本政府からの破格の一括交付金も米券も拒絶した上で、ひたすら働き経済的に自立せよと忠告したい。それができないなら、粛々と日本国民としての義務を果たしなさいと言いたくなるくらいである。日露戦争や大東亜戦争で尽大な犠牲を払いながらもひたすら日本のために貢献した旭川第七師団が存在する北海道は、沖縄県よりも人口一人当たり少ない交付金に甘んじているということを沖縄県民は肝に銘じるべきである。それでも北海道民は何も言わず耐えている。それが日本人のメンタリティである。

これは私見だが、日本人とは異なるメンタリティを有する住民がいる沖縄本島が総意として独立を希望するなら、それを認めて独立していただけば良いと思う。ただし、石垣と宮古の住民のメンタリティは、一般日本人と比較しても遜色はないので、できればこれらの住民だけでも日本人として残っていただくと有難い。そのほか普天間基地に群がる有象無象の話や沖縄県民の被害者意識を煽りながら沖縄のみならず日本や東南アジアの安全保障を揺るがしている大手沖縄メディア（琉球新報と沖縄タイムズ）の話もあるが、承知の方々が多いと思われるので割愛して最後の話題に移りたい。

私が医師になった頃は、めくら（盲）・おし（唖）・つんぼ（聾）という日本語が日常的に使われていたが、いつの間にかこれらが明確な理由を提示されることなく情緒的な観点からか差別用語と認定されてしまった。これも大手メディアの自主規制に端を発して、その規制にトラブルを嫌う厚生労働省や文部科学省の役人が同調する形で起きたことと思われる。おそらく次世代の日本人の語彙《ごい》は著しく減少し、ひいてはこのことが日本語の衰退につながるのではないかと私は危惧している。同様のことが米国でも起きており、宗教上の差別を理由に「メリークリスマス」と十二月に挨拶することもできなくなっているらしい。米国におけるこの閉塞感がトランプ大統領の誕生につながったのかも知れない。

ある言葉に対して悪事であるというレッテルを貼りつけるメディアの害毒は大学研究にもおよんでいる。その一例が大手メディアによりイメージ操作された〝軍事研究〟という言葉である。愛媛大学は、言うに事欠いて〝軍事研究はやりません〟と平成二十九年に宣言してしまったのである。超音波検査、レーザー治療、インターネット、衛星放送、カーナビ（GPS）などはおそらく軍事研究から派生した非軍事技術なので、元来個人の自由な発想に基づく研究を軍事と非軍事という範疇に色分けすることなど不可能である。

極論を述べれば材料工学などは、すべてが軍事研究につながるかも知れない。一方、日本にとって三発目の核攻撃を阻止することは国是と考えられるので、核兵器を無力化するための軍事研究は必須ではなかろうか。このままでは、日本の大学の研究レベルが国際競争に太刀打ちできないくらい落ち込み、ひいてはそれが日本の滅亡にもつながると言えるのではあるまいか。人の良い日本人を操るメディアは本当に罪深い。

謝辞

本書で紹介した動物まるごとを用いた実験に労を惜しまず協力していただいた、温同春、河平和宏、木村善行、谷峰、張波、朱鵬翔、住吉真帆、曹芳、出崎順三、仲田公彦、橋本公二、秦龍二、馬勇杰、八幡陽子、吉村裕之（五十音順）の各氏に深謝します。また、純度の極めて高い良質な紅蔘成分ジンセノサイドＲｂ１を分離精製して提供して下さった寒川慶一氏ならびに藤田弘子氏、さらにはジヒドロジンセノサイドＲｂ１の作成にご尽力を賜った宇野英満氏、倉本誠氏、井門弓子氏にこの場を借りて改めてお礼を申し上げます。

本書で紹介した研究成果の少なくとも一部は、科学研究費補助金、日本紅蔘研究会の研究助成金、生駒病院（院長：生駒一正氏）よりの奨学寄付金、石手内科（院長：河邉忠郎氏）よりの奨学寄付金、森田文雄氏よりの奨学寄附金等により得られたものであります。

本書を発行するに当たり、私のなぶり書きのような原稿を解読してタイプ入力して下さった平岡かおり氏の労力はいかばかりであったかと今さらながら頭が下がる思いです。また、模式図作成を快く引き受けてくれた私どもの長女幸絵にもこの場を借りて「ありがとう」と伝えたい。

本書で紹介した実験結果は、主として「参考文献（英文）」に基づき紹介したものであります。これらの参考文献に著者として名を連ねた諸氏にも改めてお礼申し上げます。また、日本紅蔘研究会を下支えされた大木ヘルスケアホールディングス株式会社・会長・松井秀夫氏、社長・松井秀正氏、ならびに株式会社紅蔘舎・社長・高田敬士氏にこの場を借りて深くお礼申し上げます。

本書を、遠山正彌大阪大学名誉教授、俣野彰三大阪大学名誉教授、私の家族、今は亡き私の両親、靖国神社に眠る英霊、そして紅蔘研究に興味を示してくれるであろう次世代の若者に捧げる。

最後に我儘な私を四十年以上にわたって支えてくれた妻春美に「お疲れ様。これからも大東亜戦争の真実と有用天然物を探索する旅に付き合って下さい」と依頼したい。

参考文献

1 Sano A, Matsuda S, Wen T-C, Kotani Y, Kondoh K, Ueno S, Kakimoto Y, Yoshimura H, Sakanaka M, Protection by prosaposin against ischemia-induced learning disability and neuronal loss, Biochem Biophys Res Commun, 204 (1994) 994-1000.

2 Wen T-C, Yoshimura H, Matsuda S, Lim J-H, Sakanaka M, Ginseng root prevents learning disability and neuronal loss in gerbils with 5-minute forebrain ischemia, Acta Neuropathol, 91 (1996) 15-22.

3 Peng H, Wen T-C, Tanaka J, Maeda N, Matsuda S, Desaki J, Sudo S, Sakanaka M, Epidermal growth factor protects neuronal cells in vivo and in vitro against transient forebrain ischemia- and free radical-induced injuries, J Cereb Blood Flow Metab, 18 (1998) 349-360.

4 Sakanaka M, Wen T-C, Matsuda S, Masuda S, Morishita E, Nagao M, Sasaki R, In vivo evidence that erythropoietin protects neurons from ischemic damage, Proc Natl Acad Sci USA, 95 (1998) 4635-4640.

5 Wen T-C, Tanaka J, Peng H, Desaki J, Matsuda S, Maeda N, Fujita H, Sato K, Sakanaka M, Interleukin-3 prevents delayed neuronal death in the hippocampal CA1 field, J Exp Med, 188 (1998) 635-649.

6 Sadamoto Y, Igase K, Sakanaka M, Sato K, Otsuka H, Sakaki S, Masuda S, Sasaki R, Erythropoietin prevents place navigation disability and cortical infarction in rats with permanent occlusion of the

middle cerebral artery, Biochem Biophys Res Commun, 253 (1998) 26-32.

7 Igase K, Tanaka J, Kumon Y, Zhang B, Sadamoto Y, Maeda N, Sakaki S, Sakanaka M, An 18-mer peptide fragment of prosaposin ameliorates place navigation disability, cortical infarction, and retrograde thalamic degeneration in rats with focal cerebral ischemia, J Cereb Blood Flow Metab, 19 (1999) 298-306.

8 Morita F, Wen T-C, Tanaka J, Hata R, Desaki J, Sato K, Nakata K, Ma Y-J, Sakanaka M, Protective effect of a prosaposin-derived 18-mer peptide on slowly progressive neuronal degeneration after brief ischemia, J Cereb Blood Flow Metab, 21 (2001) 1295-1302.

9 Zhang B, Hata R, Zhu P, Sato K, Wen T-C, Yang L, Fujita H, Mitsuda N, Tanaka J, Samukawa K, Maeda N, Sakanaka M, Prevention of ischemic neuronal death by intravenous infusion of a ginseng saponin, ginsenoside Rb1, that upregulates Bcl-xL expression, J Cereb Blood Flow Metab, 26 (2006) 708-721.

10 Kimura Y, Sumiyoshi M, Kawahira K, Sakanaka M, Effects of ginseng saponins isolated from red ginseng roots on burn wound healing in mice, British J Pharmacol, 148(2006) 860-870.

11 Sakanaka M, Zhu P, Zhang B, Wen T-C, Cao F, Ma Y-J, Samukawa K, Mitsuda N, Tanaka J, Kuramoto M, Uno H, Hata R, Intravenous Infusion of dihydroginsenoside Rb1 prevents compressive spinal cord injury and ischemic brain damage through upregulation of VEGF and Bcl-xL, J Neurotrauma, 24 (2007)

1037-1054.

12 Kawahira K, Sumiyoshi M, Sakanaka M, Kimura Y, Effects of ginsenoside Rb1 at low doses on histamine, substance P, and monocyte chemoattractant protein 1 in the burn wound areas during the process of acute burn wound repair, J Ethnopharmacol, 117(2008) 278-284.

13 Kim Y, Sumiyoshi M, Kawahira K, Sakanaka M, Kimura Y, Effects of red ginseng extract on ultraviolet B-irradiated skin change in C57BL mice, Phytotherapy Res, 22(2008) 1423-1427.

14 Samukawa K, Suzuki Y, Ohkubo N, Aoto M, Sakanaka M, Mitsuda N, Protective effect of ginsenosides Rg(2) and Rh(1) on oxidation-induced impairment of erythrocyte membrane properties. Biorheology 45 (2008) 689-700.

15 Kim Y, Sumiyoshi M, Sakanaka M, Kimura Y, Effects of ginseng saponins isolated from red ginseng on ultraviolet B-induced skin aging in hairless mice, Eur J Pharmacol, 602(2009)148-156.

16 Zhu P, Hata R, Ogasawara M, Cao F, Kameda K, Yamauchi K, Alfred H S, Maeyama K, Sakanaka M, Targeted disruption of organic cation transporter 3(Oct3) ameliorates ischemic brain damage through modulating histamine and regulatory T cells, J Cereb Blood Flow Metab, 32 (2012) 1897-1908.

17 Zhu P, Hata R, Nakata K, Cao F, Samukawa K, Fujita H, Sakanaka M, Intravenous infusion of ginsenoside Rb1 ameliorates compressive spinal cord injury through upregulation of Bcl-xL and VEGF, Int J Neurol Neurother, 2 (2015) 1-6.

18 安濃豊『大東亜戦争の開戦目的は植民地解放だった』平成29年10月20日、展転社。
19 安濃豊『絶滅危惧種だった大韓帝国』平成30年7月20日、展転社。
20 安濃豊「太平洋島嶼戦はアジア解放のための囮作戦に過ぎなかった」『国の防人第六号』P148-161、平成30年6月20日、展転社。
21 安濃豊・八巻康成「ソ連参戦など終戦の決断に何の影響もなかった」『国の防人第七号』P111-118、平成30年9月20日、展転社。
22 安濃豊・八巻康成「外務省も陸軍省も大本営も個人的趣味の会だったのか」『国の防人第八号』P61-77、平成30年12月20日、展転社。
23 熊谷朗編『薬用人蔘'95』共立出版。
24 阪中雅広ら「ジンセノサイドRb1からなる脳細胞又は神経細胞保護剤」米国特許認可Patent No.: US 6,579,853 B2、Date of Patent: Jun. 17, 2003.
25 阪中雅広ら「薬用人蔘からなる脳細胞又は神経細胞保護剤」米国特許認可Patent No.: US 7,235,267 B1、Date of Patent: Jun. 26, 2007.
26 阪中雅広ら「ジンセノサイドRb1からなる皮膚組織再生促進剤」国内特許認可Patent No.: 特許第4008192号、Date of Patent: September. 7, 2007.
27 阪中雅広、加藤英政、朱鵬翔、藤田弘子、寒川慶一、出崎順三『ヒト由来凍結細胞に対する紅蔘成分の保護効果』日本紅蔘研究会報告書、平成29年度。

28　２０１５年12月15日付、天声人語「朝日新聞」。
29　２０１７年５月７日付、ＡＤＢ50年探る存在感「朝日新聞」。
30　「地球平均気温と大気中二酸化炭素濃度の歴史的変化」https://www.geocraft.com/WVFossils/PageMill_Images/image277.gif

阪中雅広（さかなか　まさひろ）

昭和 28 年 6 月 19 日生。
学歴　昭和 47 年 3 月　大阪府立北野高等学校卒業
　　　昭和 53 年 3 月　大阪大学医学部卒業
　　　昭和 55 年 4 月　大阪大学大学院医学研究科博士課程入学
　　　昭和 59 年 3 月　大阪大学大学院医学研究科博士課程修了、医学博士
　　　昭和 59 年 11 月～昭和 61 年 6 月　カナダ国カルガリー大学に留学
職歴　昭和 53 年 7 月　大阪大学医学部付属病院研修医（小児科）
　　　昭和 54 年 7 月　市立伊丹病院（小児科）
　　　昭和 59 年 6 月　大阪医科大学助手（解剖学第一講座）
　　　昭和 61 年 11 月　同講師
　　　平成 2 年 2 月　名古屋大学助教授医学部（解剖学第一講座）
　　　平成 3 年 4 月　愛媛大学教授医学部（解剖学第二講座）
　　　平成 18 年 4 月　愛媛大学教授大学院医学系研究科
　　　　　　　　　　（生体機能解析学講座機能組織学分野）
　　　平成 28 年 11 月　特定非営利活動法人（NPO 法人）薬効解析研究会理事長
　　　平成 31 年 3 月　愛媛大学教授退任

紅蔘《こうじん》の研究と戦後メディアの欺瞞

平成三十一年四月十五日　第一刷発行

著　者　阪中　雅広
発行人　荒岩　宏奨
発　行　展　転　社

〒101-0051 東京都千代田区神田神保町2-46-402
TEL　〇三（五三一四）九四七〇
FAX　〇三（五三一四）九四八〇
振替〇〇一四〇―六―七九九九二

印刷製本　中央精版印刷

定価［本体＋税］はカバーに表示してあります。

ISBN978-4-88656-476-4